Carnet de voyage académicien
d’un historien de la médecine

Médecine à travers les siècles

Collection dirigée par le Docteur Xavier Riaud

L'objectif de cette collection est de constituer « une histoire grand public » de la médecine ainsi que de ses acteurs plus ou moins connus, de l'Antiquité à nos jours.
Si elle se veut un hommage à ceux qui ont contribué au progrès de l'humanité, elle ne néglige pas pour autant les zones d'ombre ou les dérives de la science médicale.
C'est en ce sens que – conformément à ce que devrait être l'enseignement de l'histoire –, elle ambitionne une « vision globale » et non partielle ou partiale comme cela est trop souvent le cas.

Dernières parutions

Xavier RIAUD, *La Greffe générale. Journal satirique des blessés de la face de l'hôpital du Val-de-Grâce (1917-1918)*, 2020.
Pierre AUBRY, avec la collaboration de Bernard-Alex GAÜZÈRE, *Médecins et expéditions coloniales françaises au XIXe siècle (Afrique Noire et Madagascar)*, 2020.
Philippe SCHERPEREEL, *Le sang, imaginaire et réalités. Des excès de la saignée à la transfusion sanguine*, 2020.
Georges TRAVERT, *La mucoviscidose. Histoire d'une aventure médicale et humaine*, 2019.
Maître Antoine BOIREL, *Chirurgien de campagne sous le Roi-Soleil. Traité des playes de teste 1674*, présenté par Françoise Guillon-Metz, 2019.
Xavier RIAUD, *L'or dentaire des nazis*, 2019.
Isabelle CAVÉ, *Les accidents professionnels. Enjeux sociaux et médicaux de la loi du 10 avril 1898. Les préludes à la médecine du travail*, 2019.
Philippe SCHERPEREEL, *André Vésale et Ambroise Paré. Destins croisés d'un anatomiste et d'un chirurgien à la Renaissance*, 2019.
Mathilde LONGUEVILLE, *Art dentaire en Préhistoire. Etat des connaissances et reconstitution expérimentale*, 2019.
Morgane MORICE, *Reconstitutions faciales chez les momies égyptiennes*, 2019.

Xavier Riaud

Carnet de voyage académicien d'un historien de la médecine

L'Harmattan

Du même auteur

- *La pratique dentaire dans les camps du IIIe Reich*, Coll. « Allemagne d'hier et d'aujourd'hui », L'Harmattan (éd.), Paris, 2002.
- *Les dentistes allemands sous le IIIe Reich*, Coll. « Allemagne d'hier et d'aujourd'hui », L'Harmattan (éd.), Paris, 2005.
- *L'influence des dentistes américains pendant la guerre de Sécession (1861-1865)*, Coll. « Médecine à travers les siècles », L'Harmattan (éd.), Paris, 2006.
- *Les dentistes, détectives de l'Histoire*, Coll. « Médecine à travers les siècles », L'Harmattan (éd.), Paris, 2007.
- *Première Guerre mondiale et stomatologie : des praticiens d'exception...*, Coll. « Médecine à travers les siècles », L'Harmattan (éd.), Paris, 2008.
- *Plaidoyer pour un enseignement historique de l'Art dentaire*, Coll. « Ethique & Pratique médicale », L'Harmattan (éd.), Paris, 2008.
- *Etude de la pratique odontologique et de ses déviances dans les camps de l'Allemagne nazie*, A.N.R.T. (éd.), Lille, 2008.
- *Quand la dent mène l'enquête...*, Coll. « Médecine à travers les siècles », L'Harmattan (éd.), Paris, 2008.
- *Pionniers de la chirurgie maxillo-faciale*, Coll. « Médecine à travers les siècles », L'Harmattan (éd.), Paris, 2010.
- *Histoires de la médecine bucco-dentaire*, Coll. « Médecine à travers les siècles », L'Harmattan (éd.), Paris, 2010.
- *Etude de la pratique dentaire dans les camps de l'Allemagne nazie, entre dérives et thérapeutiques médicales*, Les Editions Universitaires Européennes, Sarrebruck, 2010.
- *Odontologie médico-légale : entre histoire et archéologie*, co-écrit avec le Dr Francis Janot, Coll. « Médecine à travers les siècles », L'Harmattan (éd.), Paris, 2010.
- *Dentistes héroïques de la Seconde Guerre mondiale*, Coll. « Médecine à travers les siècles », L'Harmattan (éd.), Paris, 2011.
- *Chroniques odontologiques des rois de France et de la dynastie napoléonienne*, Coll. « Médecine à travers les siècles », L'Harmattan (éd.), Paris, 2011.
- *Les dentistes américains dans la guerre de Sécession (1861-1865)*, Coll. « Médecine à travers les siècles », L'Harmattan (éd.), 2ème édition, Paris, 2012.
- *Napoléon Ier et ses médecins*, Coll. « Médecine à travers les siècles », L'Harmattan (éd.), Paris, 2012, Prix de l'AAMSSA 2012.
- *Histoire indépendentaire*, Coll. « Médecine à travers les siècles », L'Harmattan (éd.), Paris, 2013.
- *Des dentistes qui ont fait l'Histoire...*, Coll. « Médecine à travers les siècles », L'Harmattan (éd.), Paris, 2013.
- *Odontologie médico-légale et serial killers, la dent qui en savait trop...*, coécrit avec le Dr Philippe Brousseau, Coll. « Médecine à travers les siècles », L'Harmattan (éd.), Paris, 2014.
- *Chirurgie dentaire et nazisme*, Coll. « Allemagne d'hier et d'aujourd'hui », L'Harmattan (éd.), Paris, 2015.
- *Et si la Seconde Guerre mondiale nous était racontée autrement...*, Coll. « Médecine à travers les siècles », L'Harmattan (éd.), Paris, 2015.
- *Napoléon Ier et ses dentistes*, Coll. « Médecine à travers les siècles », L'Harmattan (éd.), Paris, 2016.
- *Archéologies dentaires*, Les Editions Universitaires Européennes, Sarrebruck, 2016.
- *Dent et archéologie, une expérience vécue*, Coll. « Médecine à travers les siècles », L'Harmattan (éd.), Paris, 2017.
- *Dents et espions*, Coll. « Médecine à travers les siècles », L'Harmattan (éd.), Paris, 2018.
- *Charles Godon (1854-1923) et Georges Villain (1881-1938), le maître et l'élève*, Coll. « Médecine à travers les siècles », L'Harmattan (éd.), Paris, 2018.
- *ADN, dents et maladies*, Coll. « Médecine à travers les siècles », L'Harmattan (éd.), Paris, 2019.
- *L'or dentaire des nazis*, Coll. « Médecine à travers les siècles », L'Harmattan (éd.), Paris, 2019.
- Réédition commentée du journal satirique des blessés de la face de l'hôpital du Val-de-Grâce (1917-1918), *La Greffe générale*, Coll. « Médecine à travers les siècles », L'Harmattan (éd.), Paris, 2020.

5-7, rue de l'Ecole-Polytechnique, 75005 Paris
http://www.editions-harmattan.fr
ISBN : 978-2-343-20053-8
EAN : 9782343200538

Avant-propos

Le 15 février 2010, j'ai été élu membre associé national de l'Académie nationale de chirurgie dentaire. Pour moi, cela a constitué un honneur considérable qui impliquait des valeurs certes, mais aussi des devoirs, des obligations axées avant toutes choses sur le respect dû aux autres.
Le 28 novembre 2012, j'ai été élu membre de l'Académie nationale de chirurgie. Moi, le petit dentiste de province, je me retrouvais assis à côté des plus grands chirurgiens français. Quelle émotion, mais aussi quelle pression, car la peur de décevoir est devenue omniprésente.
Le 20 février 2019, j'ai été élu membre titulaire de l'Académie nationale de chirurgie dentaire. Ceci venait saluer 9 ans d'abnégation au travail, de respect envers les autres, de valeurs louées et respectées au service des autres. Une récompense certes, mais aussi un honneur gigantesque. Cependant, cela impliquait encore plus de responsabilités et de devoirs.
Depuis plusieurs années enfin, je postule pour devenir membre correspondant de l'Académie vétérinaire de France. Sans succès, hélas !
Dans toutes ces démarches, dans tous ces honneurs, est venue l'heure de présenter mon travail en séances, solennelles ou non, devant mes collègues et compagnons. Puis, il a fallu transmettre ces connaissances et écrire mon expérience. Tous les articles rédigés, et présentés dans le présent opus, ont connu la joie et la fierté d'une publication académicienne. Ils seront livrés ici dans leur format initial de publication aux normes académiciennes demandées alors.
Ce livre, c'est la collecte de l'ensemble de mes travaux académiciens. Tous les textes qui suivent ont été publiés dans les trois institutions précédemment énumérées. De beaux moments,

de beaux souvenirs que je souhaite partager avec vous et vous faire découvrir.
Pourquoi les mots « Carnet de voyage » ? En hommage à Hugo Pratt et à ses fameux voyages. Bien modestement évidemment, car je n'ai absolument pas la prétention de me comparer à lui. Ses voyages ont illuminé les rêves et les espoirs de nombreux enfants et adultes. N'étant pas un inconditionnel, mais un vrai passionné de B. D., c'est pourtant bien à lui, étonnamment, que je pense aujourd'hui en écrivant ces quelques lignes.
Pour ma part, j'ai écrit cet ouvrage après la fermeture de mon cabinet dentaire pour cause de confinement lié au coronavirus. Après avoir dû annuler mes rendez-vous « non urgents » qui se sont révélés dangereux face à cette épidémie, je me suis retrouvé à la maison avec beaucoup de temps libre. Aux rêves qui ont vu le jour dans l'isolement des combles d'un bureau, je n'ai pas su résister à la tentation d'écrire ce recueil qui me taraudait depuis longtemps.

1916 : An I du dentiste militaire en France

1916 : the year when military dentistry was created in France[1]

Résumé

La fin du XIXe siècle a été une période faste pendant laquelle la chirurgie dentaire française a connu de grandes avancées techniques et structurelles : création des premières écoles dentaires (1880 ; 1884), Loi Paul Brouardel (1892) qui confère un statut légal à la chirurgie dentaire en imposant une formation suivie au sein d'une faculté de médecine sanctionnée à la fin par un examen, naissance de l'odontologie médico-légale (1897), etc. C'est donc une profession balbutiante, mais légiférée depuis 1892, ayant acquis de vraies lettres de noblesse, qui entame la guerre en 1914. Les dentistes sont alors cantonnés dans des rôles très subalternes (brancardiers, infirmiers, etc.) où ils multiplient les actions héroïques, sans jamais exercer leur art. Sous la pression de certains journaux, qui s'étonnent de leur absence au sein du service de santé des armées, et de diverses instances professionnelles, avec la mise en place très vite au cours du conflit de services de stomatologie entièrement consacrés à la réparation des « Gueules cassées » détruites pendant les combats où les dentistes jouent un rôle capital, Raymond Poincaré, alors président de la République, finit par ordonner en 1916, la création du dentiste militaire au sein des armées françaises. De fait, pour atteindre pareil

[1] Académie nationale de chirurgie, Paris, séance ordinaire du 09 janvier 2013, *« 1916 : An I du dentiste militaire en France »*, vidéoconférence http://www.academie-chirurgie.fr.
Riaud Xavier, « 1916: An I du dentiste militaire en France », in *e-mémoires de l'Académie nationale de chirurgie*, 2013, 12 (2) : 060-066.

accomplissement, quels ont été les acteurs prépondérants qui ont oeuvré à cette cause et quels ont été les obstacles qui se sont dressés sur leur route?
MOTS-CLÉS : CHIRURGIE DENTAIRE, HISTOIRE, PREMIÈRE GUERRE MONDIALE, SERVICE DE SANTÉ DES ARMÉES FRANÇAISES.

Summary

The end of the 19th century was a prosperous period during which French dental surgery had known significant advanced and structural techniques: the creation of the first dental schools (1880 ; 1884), the enactment of Paul Brouardel's law (1892) which gave dental surgery a legal status by imposing trainship and a corresponding final examination within a medical university, the birth of forensic dentistry (1897), etc. Therefore, it was a profession still in its infancy but legislated since 1892 and which had won its spurs that got involved in the war for the first time in 1914. At the time, the dentists were limited to low-ranking roles (hospital porters, nurses, etc.) where they showed numerous acts of bravery and heroism without practicing their dental art. However, during the conflict, services entirely devoted to stomatology were gradually implemented due to the need to repair the « Broken faces » damaged during the fighting where the dentists' role was of paramount importance. Some newspapers started to wonder more and more why the practice of dentistry was absent from the Military Health Service and from various professional organisations while its role was obviously of utmost importance during the combats. Being under pressure, Raymond Poincaré, the then president of the French Republic, ended up ordaining the creation of the army dentist within the French Military Health Service. Hence, considering such an achievement, who were the major actors who gave dental surgery such an impetus? What were the elements that stood in its way?
KEYWORDS : DENTAL SURGERY, HISTORY, WORLD WAR I, THE FRENCH MILITARY HEALTH SERVICE.

Etat des lieux de la dentisterie à la fin du XIXe et au début du XXe siècle

Au cours du XIXe siècle, la chirurgie dentaire connaît des avancées fulgurantes. Des infrastructures enseignantes se mettent en place et des innovations techniques se succèdent les unes aux autres à grande vitesse. Ainsi, aux Etats-Unis, en 1839, la première école dentaire ouvre-t-elle ses portes à Baltimore, les cours étant délivrés dans une église jusqu'en 1840. En 1844, Horace Wells, dentiste à Hartford, demande à son associé, John Riggs, de lui enlever une dent de sagesse douloureuse, après avoir inhalé du protoxyde d'azote. L'opération connaît un franc succès. C'est la première utilisation du protoxyde d'azote à des fins thérapeutiques sur l'homme. En 1846, c'est au tour de Thomas Morton, autre dentiste et ancien associé de Wells, d'enlever une dent à un marchand de Boston après avoir utilisé de l'éther sulfurique pour anesthésier le malade. Là encore, l'intervention se déroule sans rencontrer de problème. En France, en 1827, l'Arrêt Delpeuch rend le droit aux femmes d'exercer l'art dentaire. Le droit de faire de la chirurgie leur avait été enlevé sous Charles VIII en 1484. En 1880, l'Ecole dentaire de Paris, première du genre en France, ouvre ses portes. C'est au tour de l'Ecole odontotechnique toujours dans la capitale de délivrer ses premiers enseignements en 1884. En 1892, la Loi Brouardel confère ses lettres de noblesse à la dentisterie en lui donnant de vrais statuts. Du nom d'un grand médecin, Paul Brouardel (1837-1906), il faut avoir un diplôme pour avoir le droit d'exercer sur le sol français, obtenu après avoir suivi une formation reçue au sein d'une faculté de médecine et sanctionnée à la fin par un examen. En 1897, suite à l'incendie du Bazar de la Charité, une première identification en odontologie médico-légale, en l'occurrence celle de la duchesse d'Alençon, sœur de Sissi, impératrice d'Autriche, est avalisée par la justice. En 1900, la Fédération dentaire nationale regroupe tous les dentistes au sein d'une même association [12]. C'est donc, à l'entame de la Grande Guerre, une profession balbutiante qui s'engage dans le conflit.

Quid du dentiste au sein de l'armée avant la guerre ?

Au début du XXe siècle, le dentiste effectue son service militaire au grade de soldat de 2ème classe. Il n'exerce jamais son art. En 1900, deux services dentaires sont ouverts à l'hôpital du Val-de-Grâce, à Paris, et à l'hôpital Desgenettes, à Lyon. Les meilleurs élèves des écoles dentaires sont affectés à ces deux hôpitaux, le temps de leur conscription au grade de soldat de 2ème classe. Les soins réalisés sont très basiques : détartrages, extractions, cautérisation des gencives et obturations dentaires. Le 10 octobre 1907, la circulaire n° 60 du ministre de la Guerre vise à organiser un service de stomatologie dans l'armée. L'état bucco-dentaire du soldat commence à préoccuper. Un examen dentaire est effectué à l'incorporation de chaque soldat et est répertorié sur les registres d'incorporation [16]. La circulaire du ministre de la Guerre du 2 décembre 1910 ordonne la création de trois cabinets dentaires de garnison (Paris, Lyon et Bordeaux). Des soins basiques y sont là aussi prodigués. Le dentiste est placé sous l'autorité du médecin en chef de la place. En 1913, la Fédération dentaire nationale fait la proposition d'un corps de dentistes au sein de l'armée. Le président du Conseil Alexandre Millerand refuse cette motion avec énergie. Le 5 mai, le refus est confirmé en attestant qu'en cas de conflit, le dentiste ne constituerait que « gêne et embarras ». Le 12 juillet, le même confirme un refus systématique à toute nouvelle proposition [2].

La guerre éclate en 1914.

Un service dentaire est mis en place dans l'infanterie coloniale dès les premiers échanges de tirs. Au début de la guerre, pour le reste de l'armée, les dentistes n'occupent que des fonctions subalternes, comme brancardier ou infirmier, quand ils ne servent pas en tant que simples soldats. Comme beaucoup d'autres, ces soldats se distinguent par leur bravoure, souvent au prix de leurs vies. Jean Piel Melcion d'Arc, appartenant à un régiment de marche de zouaves, « s'est fait tuer héroïquement le 13 novembre 1914, en repoussant une attaque allemande qui tentait de franchir un pont (bataille de l'Yser). » Il est porté à l'ordre du régiment [16].

Adrien Audefroy de la 44ème batterie du 28ème régiment d'artillerie est porté à l'ordre du jour de l'armée. « Sous un feu violent subi par sa pièce pendant deux journées consécutives, (il) a réussi par son sang-froid à assurer, à la fois le service de sa pièce et celui du téléphone, a communiqué sa confiance à ses hommes et a contribué ainsi à infliger aux objectifs des dégâts sérieux » [1].

Les trois frères Lamoré sont tous décorés. Gaston, chirurgien-dentiste bordelais, reçoit la médaille militaire, la Croix de guerre avec palme et l'éloge suivant : « Excellent soldat, d'un courage et d'un sang-froid remarquables, ayant un réel mépris du danger. Très grièvement blessé le 25 mai 1915, amputé du bras gauche. » Après sa démobilisation, il continue à exercer à Blaye, en Gironde.

Henri et René, tous deux étudiants en chirurgie dentaire à Bordeaux, reçoivent la Croix de guerre et sont cités à l'ordre de la division pour le premier et à l'ordre du régiment pour le second [5 ; 16].

Une hygiène dentaire calamiteuse

Pendant tout le XIXe siècle, il a été communément admis qu'un soldat dépourvu de ses incisives centrales ne pouvait déchirer les cartouches de poudre qui permettaient de charger son fusil par la gueule. Aussi, était-il soit exempté de service militaire, soit affecté à l'artillerie ou à des tâches manutentionnaires. Cet état au début de la Guerre 14-18 entraîne l'inaptitude [2]. L'hygiène du soldat est inexistante. Les blessures de la face à traiter sont très délabrantes. L'alimentation est déplorable (tabac à priser, alimentation carnée, boîtes de conserve, alcool, etc.), ce qui provoque l'apparition de gingivites, de parodontites, de caries, de pulpites ou encore d'abcès. L'absence de dents est responsable de troubles phonétiques chez les officiers, ce qui pose de gros problèmes dans le commandement. Les soldats n'ont jamais été suivis et encore moins informés des moyens de prévention, et d'hygiène dentaire. Devant les inaptitudes, les délais effarants pour se faire soigner privant ainsi le front de très nombreux soldats, trop nombreux au goût du commandement, une prise de conscience se fait indubitablement. Il faut soigner les soldats de leurs maux afin qu'ils puissent rejoindre rapidement les combats. Chaque homme compte. Le commandement va s'employer à remédier à ce problème [16].

Premières mesures…

Le 15 octobre 1914, une circulaire ministérielle permet que les chirurgiens-dentistes soient incorporés dans les sections d'infirmiers militaires afin d'y exercer leur métier pour les soins d'urgence aux combattants, mais toujours en tant que soldats. Le même jour, le premier cabinet dentaire de campagne voit le jour à Clermont-en-Argonne, sous la direction du médecin aide-major de 1ère classe Armand Lévy. Le 30 octobre, de nombreuses pétitions pour la création d'un dentiste militaire sont signées par les dentistes et associations dentaires. Le 10 novembre, une autre circulaire décrète l'ouverture de trois centres de stomatologie et de prothèse maxillo-faciale à Paris, Lyon et Bordeaux, celui du Val-de-Grâce dans la capitale étant le premier puisqu'existant avant la guerre [7]. Le 21 décembre, un chirurgien-dentiste prothésiste, recruté dans les formations sanitaires ou les corps de troupe, est affecté dans les hôpitaux d'évacuation. Sa mission consiste à appliquer des pansements spéciaux et des appareils provisoires de contention aux blessés atteints de mutilations de la face et des mâchoires. De plus, il est préconisé qu'à l'avant, des dentistes qualifiés puissent donner aux soldats les soins nécessités par des affections dentaires. Le 24 décembre, une nouvelle circulaire autorise les « Directeurs régionaux du service de santé à faire appel aux concours bénévoles pour assurer le fonctionnement des cabinets dentaires de garnison là où ils ne trouveront pas de dentistes mobilisés [1 ; 5]. » Le 10 mars 1915, le Journal Officiel publie les décisions de la Commission supérieure consultative du service de santé, mais ses décisions ne sont pas appliquées tout de suite. Un chirurgien-dentiste est affecté dans chaque régiment au service dentaire. Une automobile dentaire, composée d'un chirurgien-dentiste et d'un technicien dentaire, est affectée dans un corps de troupe [16]. Les chirurgiens-dentistes sans affectation font partie du contingent des infirmiers militaires. Le 14 avril, le ministre de la Guerre, Alexandre Millerand, accepte, par lettre officielle, la coopération de l'Ecole dentaire de Paris pour les soins à donner aux militaires. Le 10 mai, celle du Comité de secours pour les blessés des maxillaires et de la face est approuvée par le même ministre. Le 11 juin, l'école doit assurer le service d'une ambulance de 200 lits pour les mutilés de la face, créée à l'hôpital des convalescents du Lycée Michelet de Vanves. Ce service est pourvu en personnel et en matériel provenant de l'école [8]. Le 1er juillet, Justin Godart devient Sous-secrétaire d'Etat au Service de Santé. Le 31 juillet, il visite la première automobile dentaire. Le même jour, Godart émet une circulaire qui décide l'appareillage des édentés en 15 à 20 jours. Le 25 août, Justin Godart visite l'hôpital du Lycée Michelet à Vanves, antenne de l'Ecole dentaire de Paris. Confronté à l'abnégation de ces hommes, des journaux s'émeuvent de l'absence des dentistes au sein des équipes de stomatologie (Petit Journal (20/08/1915), France de demain (21/08/1915) et L'Humanité (29/08/1915)). Le 31 août, Godart convoque à son bureau la direction de l'Ecole dentaire de Paris et lui demande la rédaction d'un rapport en vue de la création d'un service dentaire et de la fonction de chirurgien-dentiste militaire. Ce texte lui est remis le 9 septembre de cette même année (rédigé par Georges Villain). Le 13 septembre, Justin Godart visite cette école [1 ; 5].

1916 : une année cruciale…

Le 26 février 1916, le ministre de la Guerre Joseph Galliéni demande la création d'un dentiste militaire dans l'armée de terre au président de la République Raymond Poincaré. Le jour même, dans un décret en date du 26 février paru au Journal Officiel du 3 mars, Poincaré crée un corps de chirurgiens-dentistes militaires pour l'armée de terre et pour la durée de la guerre seulement. Le 27 février, Godart précise dans une instruction qu'ils seront 1 000, avec le grade d'adjudant. Leur tenue est celle de l'adjudant-infirmier avec un caducée argent complété de la lettre D haute de 1 cm. Ils sont rattachés aux ministères des Armées et de l'Intérieur, et placés sous les ordres du médecin-chef de leur unité. Ils sont porteurs du brassard prévu par la Convention de Genève signée par les Français, le 22 septembre 1864 [16]. En janvier de cette année-là, Blatter, président de la Fédération dentaire nationale (FDN), et Villain, son secrétaire, se rendent à plusieurs reprises auprès de l'amiral Lacaze, ministre de la Marine, pour créer un corps de dentistes militaires dans la Marine. Le 1er mars, Lacaze envoie à son tour un rapport au président de la République lui demandant la création de l'emploi de « chirurgien-dentiste de la Marine » [8]. Poincaré donne son accord immédiat. Les dentistes de la Marine sont assimilés aux médecins auxiliaires, avec la même tenue et les mêmes insignes. Dès la parution des décrets, la FDN s'empresse d'envoyer le texte à tous les chirurgiens-dentistes français dans une lettre du 3 mars. Le 4 mars, le Journal Officiel publie un décret qui précise que le ministre de la Marine, l'amiral Lacaze, est autorisé à recruter des chirurgiens-dentistes pour seconder les médecins de la Marine sous les ordres desquels ils sont placés. Un décret à la même date ordonne que les dentistes non gradés soient affectés dans des sections d'infirmiers. Le 9 juin, l'instruction ministérielle sur les services de stomatologie, n° 8119 3/7, véritable charte des dentistes militaires, établit de façon complète et suffisamment détaillée, l'organisation des centres de chirurgie et de prothèse maxillo-faciale, des centres d'édentés et des cabinets dentaires de garnison [1 ; 5].

Le Congrès dentaire interallié

Un autre événement se tient à Paris, cette même année : le Congrès dentaire interallié. Ses séances du 9 au 13 novembre sont consacrées aux démonstrations et aux communications axées sur le traitement des fractures des maxillaires, et en particulier du maxillaire inférieur. Les visites dans les divers services et les différentes formations de Paris s'occupant de prothèses et de restaurations maxillo-faciales ont lieu du 14 au 18. L'assemblée générale est tenue le lundi 13 novembre, à l'Ecole dentaire de Paris, au 45, rue de la Tour d'Auvergne [16]. Une exposition très complète offre, aux congressistes, divers moulages et appareils de contention temporaire ou définitive, des appareils de redressement, de blocage des mâchoires, de dilatation pour les divers trismus, les atrésies labiales et buccales. La séance solennelle est présidée par le Sous-secrétaire d'Etat du Service de Santé des Armées, Justin Godart. L'organisateur est Georges Villain. Les actes du congrès sont publiés par Georges Villain en 1917. Ils représentent deux tomes, 1 600 pages et 1 100 figures. Villain les publie en moins d'un an sans négliger un instant ses multiples responsabilités. A l'issue du colloque, Villain est unanimement applaudi. Ce congrès connaît un succès considérable, mais est la cause d'un ralentissement certain des thérapeutiques maxillo-faciales, les praticiens ayant déserté leurs postes pour y assister [1 ; 5].

Autres évolutions

Le 1er décembre 1916, Lacaze sollicite à nouveau Raymond Poincaré pour qu'il accorde des possibilités d'avancement aux dentistes de la Marine. Le Président signe un nouveau décret en ce sens dès le 2 décembre. Les dentistes peuvent ainsi être nommés médecins de 3ème classe et de 2ème classe, mais leur nombre est limité au tiers de l'effectif total du personnel de cette spécialité [2 ; 11]. Le 6 décembre 1916, Lacaze prie les vice-amiraux commandants en chef, les préfets maritimes, les officiers généraux et autres officiers, de lui envoyer une liste de dentistes susceptibles de recevoir une promotion à un grade supérieur dans le respect des consignes du président de la République.
A partir de 1917, les écoles dentaires organisent des centres d'appareillage pour les malades ambulatoires, en liaison avec les hôpitaux militaires et les centres de stomatologie. Le 23 février 1917, la limitation des dentistes recevant un avancement dans la Marine est abrogée par un nouveau décret. Le 10 mars, Godart décrète la gratuité des appareils dentaires pour les soldats et les sous-officiers. Le 7 avril, le dentiste militaire régimentaire voit le jour. A la fin 1917, 50 dentistes militaires sont recensés. Le 3 juillet, une circulaire informe les dentistes qu'ils recevront tout le matériel nécessaire à leur exercice à compter du 1er septembre [1 ; 5].

Les lois du 18 octobre 1918 et du 11 janvier 1919

Le 8 février1918, Godart quitte ses fonctions, salué par la FDN. Louis Mourier (1873-1960) le remplace. Le 25 mars, un projet de loi est déposé en vue de la création d'officiers dentistes et est déposé à la Chambre des députés, au nom du ministre de la Guerre et du ministre des Finances. Le 20 octobre 1918, la loi du 18 octobre 1918 visant à la création d'officiers dentistes au sein du service de santé paraît au Journal Officiel. Les dentistes peuvent prétendre au grade de dentiste de 2ème classe (sous-lieutenant) et de 1ère classe (lieutenant). Un corps d'officiers dentistes est définitivement constitué sans limitation de durée [16]. Le décret du 11 janvier 1919 précise qu'un dentiste auxiliaire a le grade d'adjudant et ne peut devenir dentiste de 2ème classe que s'il a un an d'exercice en active en période de guerre. De même, pour un 2ème classe pouvant être promu dentiste de 1ère classe. Le nombre de dentistes auxiliaires ne doit pas dépasser 1 000, celui de 2ème classe, 100 et celui de 1ère classe, 25. Le même jour, Louis Mourier promulgue une instruction qui accompagne le décret précédent. Celle-ci stipule que les dentistes officiers sont nommés par le ministre lui-même [1]. Pour cette promotion, il faut faire état de ses diplômes dans le domaine des compétences considérées, des travaux scientifiques, du temps de présence aux armées ainsi que des citations. L'uniforme des dentistes auxiliaires est celui des médecins auxiliaires et celui des 2èmes, et des 1ères classes est celui des médecins aide-majors avec le bandeau du képi. Les insignes du collet sont en velours de couleur violette, dite « prune » [2]. Un dentiste est assigné à chaque formation militaire ou médicale de l'avant (excepté deux qui sont responsables d'une unité mobile), et également dans la zone des étapes. A l'intérieur, un praticien rejoint les petites structures et leur nombre varie en fonction de l'importance des organismes hospitaliers. L'Odontologie du 30 mars 1919 annonce la nomination d'une première série d'officiers dentistes d'après la loi du 18 octobre 1918. Le Journal Officiel n'annonce la nomination de 50 dentistes auxiliaires au grade de dentiste de 2ème classe de réserve que le 8 juin 1919 [16].

Quelques citations…

De 1914 à 1918, 88 dentistes sont morts sur le front. 156 citations leur ont été délivrées [1 ; 5].

- Brille (Marcel Jacob), dentiste de 2ème classe. Gouvernement militaire de Paris. Fait chevalier de la Légion d'honneur le 16 juin 1920. Deux citations. « Dentiste militaire de grand mérite qui, dans un régiment d'infanterie, a été pour son médecin-chef, un collaborateur des plus précieux, faisant à l'occasion fonction de médecin auxiliaire, et coopérant aux évacuations des blessés, avec un dévouement sans limite et un mépris absolu du danger. Trois blessures par éclats d'obus [14]. »
- Budin (Pierre), dentiste de 2ème classe, 2ème corps d'armée. Fait chevalier de la Légion d'honneur le 16 juin 1920. Une blessure. Une citation. « Blessé grièvement en 1914, fait prisonnier, a pu,

grâce à son énergie et son mépris du danger, s'évader en 1915, du camp de Nuremberg. A eu pendant sa captivité une attitude très noble [14]. »
- Dalliès (Jean-Jules), dentiste auxiliaire de réserve au 18ème corps d'armée. Une blessure (intoxication). Deux citations. Médaille militaire accordée par arrêté du 17 octobre 1921. « N'a cessé de montrer le plus grand dévouement en soignant les blessés sous le feu particulièrement violent lors de l'attaque du 15 juillet où il a pansé une centaine de blessés et a assuré leur évacuation sur le poste de secours. Déjà cité [14]. »
- Filderman (Jacques), dentiste de 2ème classe. Gouvernement militaire de Paris. Fait chevalier de la Légion d'honneur le 16 juin 1920. Une blessure. Trois citations. « A fait preuve, en toutes circonstances, du plus grand sang-froid ; au début de la guerre s'est montré dans un corps de troupe, gradé plein de courage et d'ardeur, toujours volontaire pour les missions périlleuses [14]. »
- Petit (Henri), dentiste 1ère classe, lieutenant en 1918. Croix de guerre décernée le 11 septembre 1917 par ordre n° 234 du 74ème R.I. Légion d'honneur en novembre 1930 à titre militaire pour sa conduite exemplaire. Citation accompagnant la remise de la Groix de guerre : « Dentiste régimentaire qui, au cours des opérations offensives de 1918, a secondé en toutes circonstances le médecin chef, se prodiguant sans compter dans le service qui lui avait été confié [18]. »

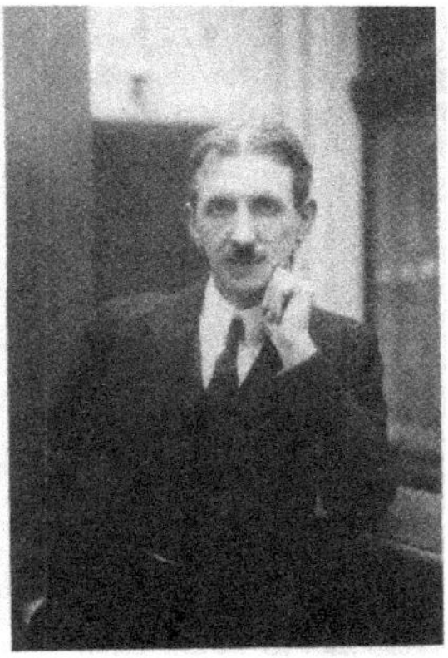

Fig. 1- Georges Villain (1881-1938), © BIUS, 2008 [4 ; 20].

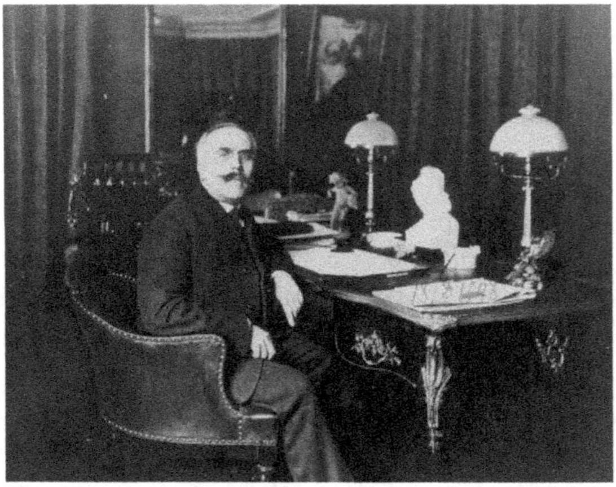

Fig. 2- Justin Godart (1871-1956), © MSSA, 2006 [13].

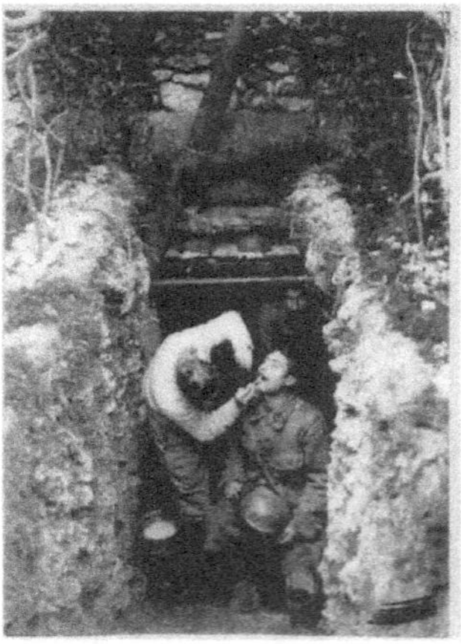

Fig. 3- Un dentiste opère sur le seuil d'un poste de secours, © MSSA, 2006 [13].

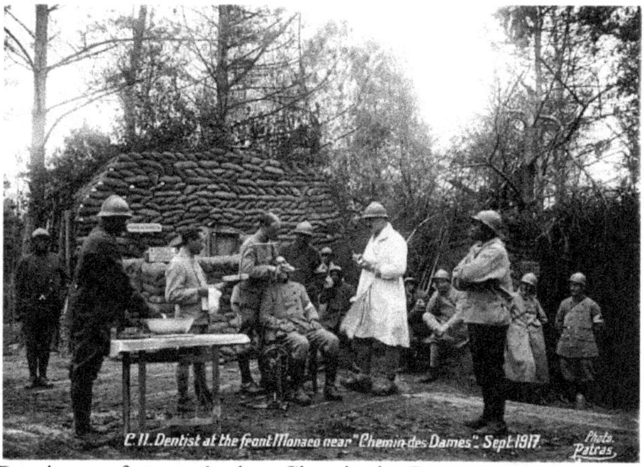
C. 11. Dentist at the front Monaco near "Chemin-des Dames". Sept. 1917.
Photo. Patras
Fig. 4- Dentiste au front, près du « Chemin des Dames » - Septembre 1917, © BNF, 2007 [3].

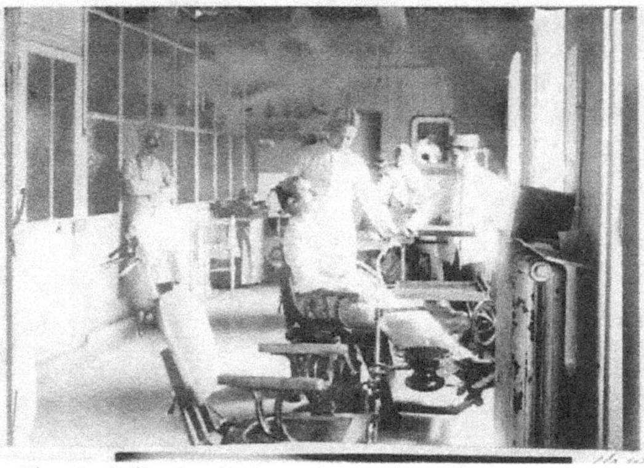
Fig. 5- Salle de clinique du service de stomatologie. Hôpital du Val-de-Grâce, Paris, © MSSA, 2006 [13].

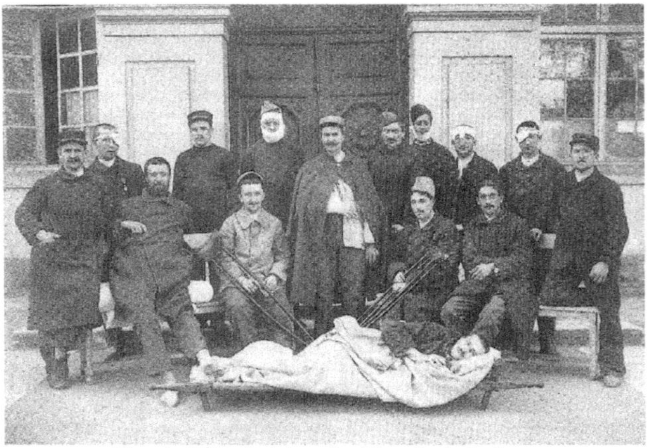

Fig. 6- Vème division des blessés de la face.
Hôpital du Val-de-Grâce, Paris, © MSSA, 2006 [13].

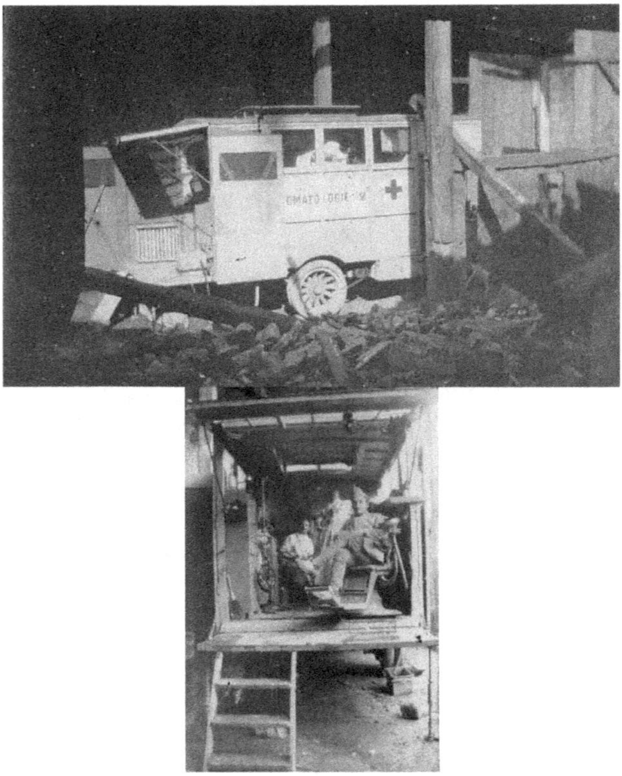

Fig.7- Automobile dentaire française et son intérieur pendant la Grande Guerre, © Daniel Petit [15].

LE PRÉSIDENT DE LA RÉPUBLIQUE FRANÇAISE.

Sur le rapport du Ministre de la Guerre,
Vu l'article 3 de la loi du 25 février 1875 relative à l'organisation des pouvoirs publics ;
Vu la loi du 14 avril 1832 sur l'avancement dans l'armée ;
Vu l'article 2 de l'ordonnance du 16 mars 1838 ;
Vu la loi du 21 mars 1905 sur le recrutement de l'armée ;
Vu la loi du 7 août 1913, modifiant les lois des cadres de l'infanterie, de la cavalerie, de l'artillerie et du génie, en ce qui concerne l'effectif des unités et fixant les conditions de recrutement de l'armée active et de la durée du service dans l'armée active et sa réserve,

DÉCRÈTE :

ARTICLE PREMIER. — Les militaires pourvus du diplôme de chirurgien-dentiste, soit dans la réserve de l'armée active, soit dans l'armée territoriale ou la réserve de l'armée territoriale, peuvent être, pendant la durée de la guerre et dans la limite des besoins, désignés pour remplir les fonctions de « dentiste militaire », tant dans les corps de troupes que dans les formations sanitaires de campagne ou les établissements hospitaliers du territoire.

Les titulaires de ces fonctions secondent dans l'exécution du service technique les médecins de l'armée, sous les ordres desquels ils sont placés.

ART. 2. — La position dans la hiérarchie militaire des dentistes militaires est celle d'adjudants sous-officiers.

La solde est la même que celle de ces adjudants.

Leur uniforme est déterminé par le Ministre de la Guerre.

ART. 3. — Une instruction ministérielle spéciale déterminera les dispositions de détail nécessaires pour assurer l'exécution du présent décret et fixera, notamment, l'effectif des dentistes militaires.

ART. 4. — Le Ministre de la Guerre est chargé de l'exécution du présent décret, qui sera inséré au *Journal officiel* de la République française.

Fait à Paris, le 26 février 1916.

R. POINCARÉ.

PAR LE PRÉSIDENT DE LA RÉPUBLIQUE :

Le Ministre de la Guerre,
GALLIENI.

Le Ministre des Finances,
A. RIBOT.

Fig. 8- Décret du 26 février 1916 signé par Raymond Poincaré, président de la République, ordonnant la création d'un dentiste militaire au sein des armées françaises [1 ; 5].

LE PRÉSIDENT DE LA RÉPUBLIQUE FRANÇAISE,

Vu les lois des 21 mars 1905 et 7 août 1913 sur le recrutement de l'armée ;
Vu la loi du 8 août 1913 sur les engagements et rengagements dans l'armée de mer ;
Vu les décrets des 28 octobre 1914, 7 janvier et 29 mai 1915, concernant les médecins auxiliaires de la marine ;
Sur le rapport du Ministre de la Marine,

DÉCRÈTE :

ARTICLE PREMIER. — Le Ministre de la Marine est autorisé, pendant la durée des hostilités, à recruter, pour les besoins de l'armée de mer, un personnel de chirurgiens-dentistes pour seconder, dans l'exécution du service technique, les médecins de la marine sous les ordres desquels ils sont placés.

ART. 2. — Les chirurgiens-dentistes de la marine sont assimilés, à tous les points de vue, aux médecins auxiliaires dont ils portent la tenue et les insignes.

ART. 3. — Ce personnel est recruté :

1° Parmi les marins des équipages de la flotte titulaires du diplôme de chirurgien-dentiste, des Facultés de Médecine françaises ;

2° Parmi les chirurgiens-dentistes reconnus aptes à contracter un engagement dans la marine pour la durée de la guerre ;

3° Parmi les militaires de l'armée de terre, pourvus du même diplôme et autorisés à passer dans la marine par voie de changement de corps.

ART. 4. — Des nominations à l'emploi du chirurgien-dentiste de la marine ont lieu au fur et à mesure des besoins du service.

ART. 5. — Le Ministre de la Marine est chargé de l'exécution du présent décret.

Fait à Paris, le 1er mars 1916.

R. POINCARÉ.

PAR LE PRÉSIDENT DE LA RÉPUBLIQUE :

Le Ministre de la Marine,

LACAZE.

Fig. 9- Décret du 1er mars 1916 signé par Raymond Poincaré, président de la République, ordonnant la création d'un dentiste militaire au sein de la Marine française [1 ; 5].

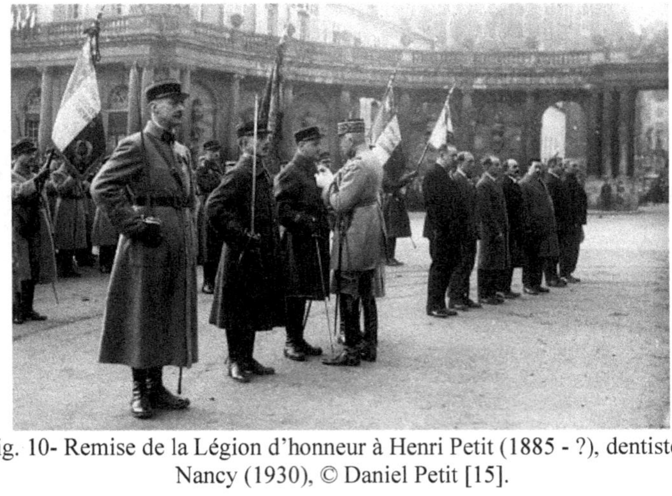

Fig. 10- Remise de la Légion d'honneur à Henri Petit (1885 - ?), dentiste, à Nancy (1930), © Daniel Petit [15].

Références :

1- Augier Sylvie, *Les chirurgiens-dentistes français aux armées pendant la Première Guerre mondiale (1914-1918) : Organisation d'un service dentaire et stomatologique*, Lyon I, Thèse Doct. Chir. Dent., 1986.

2- Benmansour Alain, « Cent ans d'histoire des chirurgiens-dentistes militaires français », Revue historique des Armées, 2003 ; 231 : 106-119.

3- Bibliothèque nationale de France, communication personnelle, Paris, 2007.

4- Bibliothèque interuniversitaire de Santé, communication personnelle, Paris, 2008.

5- Caliot Vincent, *Rôle des chirurgiens-dentistes français aux armées durant la Première Guerre mondiale (1914-1918)*, Bordeaux II, Thèse Doct. Chir. Dent., 1993.

6- Delaporte Sophie, *Gueules cassées de la Grande Guerre*, Paris, Agnès Viénot (éd.), 2004.

7- Ferret-Dussart Karine, *La chirurgie maxillo-faciale à travers l'histoire*, Paris, Glyphe et Biotem (éd.), Coll. Société, histoire et médecine, 2004.

8- Konieczny Bruno, *Le chirurgien-dentiste dans le service de santé des armées françaises durant les guerres modernes*, Nantes, Thèse Doct. Chir. Dent., 1992.

9- Laborier Claude, communication personnelle, Dijon, 2008.

10- Larcan Alain & Ferrandis Jean-Jacques, *Le service de santé aux armées pendant la Première Guerre mondiale*, Paris, LBM (éd.), 2008.

11- Lecomte Olivier & Tristan D., « Les praticiens des armées dans l'histoire de l'art dentaire », Médecine et armées, 2010 ; 38 (5) : 469-476.

12- Morgenstern Henri, *Les dentistes français au XIXe siècle*, Paris, L'Harmattan (éd.), Coll. Médecine à travers les siècles, 2009.

13- Musée du service de santé des armées au Val-de-Grâce, communication personnelle, Paris, 2006.

14- Œuvre collective, *Science et dévouement. Le service de santé – La Croix-Rouge – Les œuvres de solidarité de guerre et d'après-guerre*, Paris, Quillet (éd.), 1918.

15- Petit Daniel, Coll. privée de Petit Henri, communication personnelle, Nancy, 2006.
16- Riaud Xavier, *Première Guerre mondiale et stomatologie : des praticiens d'exception*, Paris, L'Harmattan (éd.), Coll. Médecine à travers les siècles, 2008.
17- Riaud Xavier, *Quand la dent mène l'enquête…*, Paris, L'Harmattan (éd.), Coll. Médecine à travers les siècles, 2008.
18- Riaud Xavier, *Pionniers de la chirurgie maxillo-faciale (1914-1918)*, Paris, L'Harmattan (éd.), Coll. Médecine à travers les siècles, 2010.
19- Rousseau Claude, *Henri Petit, créateur d'un cabinet des années 1900, dentiste de l'ambulance 1/44 pendant la Grande Guerre*, Actes de la Société française d'histoire de l'art dentaire, http://www.biusante.parisdescartes.fr, pp. 1-7.
20- Mme Villain Georges, *Georges Villain (1881-1938), In Memoriam*, Paris, n°864/1000, 1947.

Antoine François Fourcroy (1755-1809), médecin et comte d'Empire, réformateur et promoteur de l'enseignement hospitalo-universitaire en France[2]

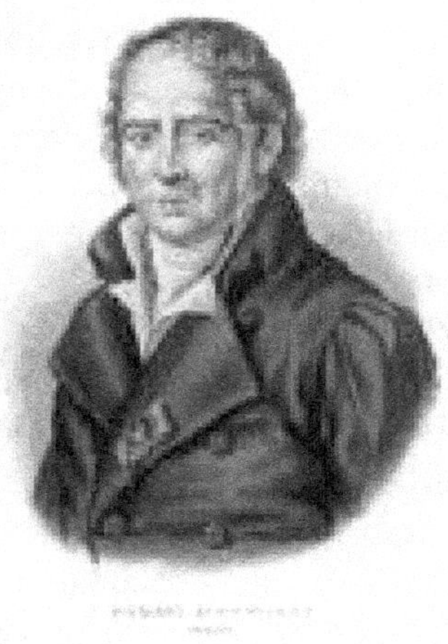

Antoine François Fourcroy (Corlieu, 1896, © BIUM).

Antoine François Fourcroy est né le 15 juin 1755, à Paris. Sa mère meurt alors qu'il n'a que 7 ans. Fourcroy est le fils d'un apothicaire de la maison du duc d'Orléans, mais alors, que le jeune homme finit ses études de médecine dans la capitale, son père perd sa charge. En 1769, Antoine est contraint de quitter le collège d'Harcourt. Il apprend aux enfants à écrire pour vivre. Vicq d'Azir, le célèbre anatomiste, le persuade de faire une carrière médicale, l'installe comme répétiteur à son cours et lui

[2] Riaud Xavier, « Antoine-François Fourcroy (1755-1809), médecin et comte d'Empire, réformateur et promoteur de l'enseignement hospitalo-universitaire en France », in *Académie de chirurgie magazine*, 2ème trimestre 2013, n°11, pp. 6-8.

permet de travailler dans son laboratoire (Fondation Napoléon, 2008). Le 12 octobre 1775, il est maître ès-arts. Le 11 avril 1778, il prête le serment de bachelier (Viel, 2003). Une bourse lui est refusée, au motif des amitiés de la famille avec Vicq d'Azir, serviteur zélé de la Société royale de médecine, concurrente directe de la Faculté de médecine. Vicq d'Azir sollicite ses membres et obtient des subsides qui permettent de payer la fin des études de Fourcroy. Bon gré, mal gré, la Faculté plie et laisse le jeune homme achever ses études. Pourtant, elle lui interdit une régence, le privant de la possibilité d'enseigner (Lemaire, 1992). Fourcroy est docteur en médecine, le 28 septembre 1780 (Dupont, 1999). Jean-Baptiste Bucquet, homme providentiel et professeur de chimie à la Faculté de médecine de Paris, le soutient, mais meurt cette année-là (Feltgen, 1994). En octobre 1780, il est nommé membre de la Société royale de médecine, alors qu'il avait fait le serment par écrit, six mois plus tôt, qu'il ne l'intégrerait pas (Viel, 2003). En 1782, il publie son premier ouvrage et en 1783, il enseigne la physique générale et la chimie à l'Ecole vétérinaire royale d'Alfort. Il donne aussi des cours de physiologie et écrit un livre de thérapeutique appliquée. C'est Buffon qui lui confie une chaire de chimie au Jardin du roi en 1784. Fourcroy y transmet ses connaissances dans le domaine jusqu'à sa mort. Pourtant, ses préoccupations médicales sont loin d'être finies. Le 11 mai 1785, il est élu à l'Académie des sciences et la même année, il donne un enseignement de matière médicale (Dupont, 1999 ; Feltgen, 1994).

En décembre 1791, il préside aux sociétés de médecine et d'agriculture (Grison, 2000 ; Kersaint, 1966).

Politique dans l'âme, il participe à la rédaction des cahiers du Tiers Etat en 1789. Nouveau membre élu de la Société d'histoire naturelle, il demande que pour y adhérer, il faille faire la preuve de son patriotisme. De même, à l'Académie des sciences, le 25 août 1792, il demande le bannissement de ses compagnons émigrés, ce que l'Académie refuse arguant du fait que, seul, le ministre peut trancher sur un tel dossier. En avril 1792, il est nommé à la commission des poudres et salpêtres dont il prend très vite la présidence. Le 8 août 1793, la Convention vote la fermeture de toutes les Académies et de toutes les sociétés savantes. L'Académie des sciences est donc supprimée, Fourcroy est directement impliqué dans cette mesure. De plus, il soutient activement Marat et ses idées, puisqu'il intègre sa liste. Par le truchement des désistements et l'assassinat de Marat, il est élu quatrième suppléant, et se retrouve à siéger à la Convention où ses talents d'orateur lui permettent de briller, le 25 juillet 1793 (Lemaire, 1992 ; Feltgen, 1994). Rapidement, il entre au Comité d'Instruction publique le 30 juillet. Il en prend même la présidence. Le Jardin du roi est agrandi et devient dans la logique des choses, le Muséum national d'histoire naturelle (Dupont, 1999). Un mot d'ordre chez ce fin politicien : semer l'anarchie pour rétablir l'ordre. C'est ainsi qu'il procède pour réformer l'enseignement hospitalo-universitaire (Lemaire, 1992). Il est nommé secrétaire de la Convention et commande au club des Jacobins, à partir du 1er décembre 1793, jusqu'au 17 du même mois (Feltgen, 1994). Il propose de réformer l'instruction publique en remplaçant le latin par le français, en défendant la gratuité pour tous, l'accession aux fonctions par concours et le non-cumul des postes d'enseignants. Il souhaite faire fusionner la médecine et la chirurgie, et milite pour la création de trois hôpitaux majeurs (Dupont, 1999). Le 1er septembre 1794, il intègre le Comité de salut public, où il siège jusqu'au 3 juin 1795 (il réintègre le Comité d'instruction publique après). Ainsi, le 22 novembre 1794, il suggère la mise en place d'une école de santé consacrée aux militaires qui sont désarmés dans le domaine médical. Sur le front, la catastrophe sanitaire atteint un niveau jamais égalé. A force de manœuvres stratégiques et politiques extrêmement habiles, Fourcroy parvient à faire voter par la Convention, le 4 décembre, une loi qui vise à instaurer des écoles de santé à Paris, Strasbourg et Montpellier notamment. La Convention, sans mesurer la portée de son acte, vient de réhabiliter les écoles de médecine, à son corps défendant. Fourcroy met aussitôt en chantier la fondation de ces trois facultés qu'il fait travailler en parfaite corrélation avec les hôpitaux attenants (Lemaire, 1992). Les études y sont gratuites, les enseignants y officient à temps plein et n'obtiennent leurs postes que sur concours, et les diplômes sont nationaux (Dupont, 1999). L'enseignement délivré axe sa priorité vers la pratique. Rien n'a changé depuis finalement. Les étudiants nouvellement diplômés sont affectés prioritairement aux hôpitaux militaires.

Fourcroy est professeur de chimie et de pharmacie à l'Ecole de santé de Paris qui vient d'être créée (Grison, 2000 ; Kersaint, 1966). Les cours ne commencent qu'en avril 1795 (Feltgen, 1994).

Ses fonctions lui permettent de sauver de la guillotine, Desault (mai 1794), Chaptal (septembre 1793) Vicq d'Azyr et D'Arcet, mais il échoue pour Lavoisier. Certains diront qu'il n'a pas mis la même ardeur à défendre ce dernier que les autres, lui, pourtant, reconnu comme orateur si irrésistible. Pourtant, Cuvier, lors de son éloge du 7 janvier 1811, atteste avec fermeté que rien n'est venu vérifier pareille assertion. Fourcroy défend activement de nouvelles institutions comme l'Ecole polytechnique dénommée ainsi à partir du 1er septembre 1795, ancienne école centrale des travaux publics décrétée par la Convention, le 24 septembre 1794, où il dispense ses connaissances dès l'ouverture de ses portes le 21 décembre 1794 (http://cths.fr, 2010 ; Feltgen, 1994). Pendant un mois, il délivre un cours de chimie par jour, puis aidé de Vauquelin, son assistant avec qui il a publié un livre en 1783, ils se partagent l'enseignement. En décembre 1795, il intègre l'Institut à sa création, section chimie. Il en est élu président en 1797 (Fondation Napoléon, 2008).

Par la suite, il est élu par la Sarthe aux Conseils des Anciens en novembre 1795. Il y reste jusqu'au 20 mai 1797.

Le 2 octobre 1796, Fourcroy est élu membre associé libre de la Société libre de pharmacie de Paris. Il en est membre résidant le 5 décembre de la même année (Viel, 2003).

Après le 18 brumaire, Bonaparte le nomme au poste de conseiller d'Etat, le 25 décembre 1799 et lui confie la direction de l'instruction publique le 20 septembre 1802 (Dupont, 1999 ; Grison, 2000 ; Kersaint, 1966). Il renonce alors à son traitement de professeur. Il travaille à la mise en place de six écoles de médecine, des écoles de pharmacie, des 12 écoles de droit, d'une trentaine de lycées et de 300 collèges communaux. Malgré l'immensité de sa tâche, il la mène avec brio.

En 1801, il est missionné en Vendée pour y faire un état des lieux, après la paix provisoire obtenue dans la région par Bonaparte (http://fr.wikipedia.org, 2010 ; Feltgen, 1994). Il établit durant ce voyage, un rapport sur les hospices civils et les enfants trouvés (Feltgen, 1994).

A partir de 1802, Fourcroy milite activement pour une réforme de la médecine et a une large part de responsabilité dans la loi du 19 ventôse an XI (10 mars 1802) qui fixe la durée des études médicales et leurs programmes sanctionnés, à la fin, par des examens et la soutenance d'une thèse (Grison, 2000 ; Kersaint, 1966). La loi du 11 avril 1803, dont Fourcroy assume l'entière paternité, voit la création de trois écoles de pharmacie : Paris, Montpellier et Strasbourg. Fourcroy participe activement également à l'enseignement délivré aux étudiants (Viel, 2003).
Il est fait chevalier de la Légion d'honneur le 2 septembre 1803, puis commandeur le 14 juin 1804.
Napoléon, beaucoup plus tatillon, lui fait réécrire 23 fois les derniers textes établissant l'Université impériale, qui est décrétée le 10 mai 1806 et n'est officiellement adoptée par le Conseil d'Etat que le 5 mars 1808. Le décret n° 3179 l'organisant n'est signé par Napoléon que le 17 mars 1808. Ce texte qui organise toute l'université française met en place aussi les Palmes académiques qui sont un titre, et non pas un Ordre ou une décoration, presque toujours attaché à une fonction de l'Université impériale, quitté aussitôt le mandat achevé.
Avec lui, l'enseignement hospitalo-universitaire voit le jour. Napoléon n'apprécie pas Fourcroy et n'hésite pas à le harceler. Pourtant, conscient de la réforme que ce dernier entreprend et du travail accompli, il le fait comte d'Empire, le 26 avril 1808, mais ne le nomme pas à la tête de l'Université, ce que le médecin perçoit comme une humiliation qui l'accompagne dans ses derniers jours et dont il ne se remettra pas. Il lui préfère Louis de Fontanes. Le 31 décembre 1808, il quitte la direction de l'Instruction publique. A la fin, une fois le texte approuvé, Fourcroy, y ayant laissé ses dernières forces, décède à Paris, le 16 décembre 1809, d'une crise cardiaque (Lemaire, 1992). Napoléon le prédestinait à prendre la direction générale des Mines. Il lui avait attribué une rente annuelle de 10 000 francs juste avant sa mort (Feltgen, 1994). Il est enterré au Père-Lachaise dans la 11ème division (Landru, 2008).
Fourcroy, bien qu'orateur brillant et vaniteux, soucieux de gloire et du bien paraître, n'a jamais fait preuve de jalousie et n'a jamais brigué le pouvoir pour le pouvoir. Il s'attachait au bien public et n'hésitait pas s'investir au maximum de ses fonctions et de son

potentat pour défendre les idées qui lui étaient chères. C'est en cela que Napoléon l'a sollicité, ainsi que pour ses talents d'administrateur et d'organisateur (Grison, 2000 ; Kersaint, 1966). Napoléon conserve, dans sa bibliothèque à l'île d'Elbe, deux de ses livres : *Système des connaissances chimiques et de leurs applications aux phénomènes de la nature et de l'art* (Paris, an IX-X) et *Philosophie chimique ou vérités fondamentales de la chimie moderne disposées dans un ordre nouveau* (1792). C'est dire la valeur des écrits de Fourcroy au vu de l'inimitié que lui a portée l'Empereur (Fondation Napoléon, 2008). Il était un chimiste hors pair, dont l'œuvre monumentale a été consacrée par ses pairs. Il était un professeur de chimie très apprécié à l'éloquence rare. Il était un politique au service des autres, au service des idées qu'il estimait justes.

Références bibliographiques :

Bibliothèque Interuniversitaire (BIUM), communication personnelle, Paris, 2010.

Corlieu Auguste, *Centenaire de la Faculté de Médecine de Paris (1794-1894)*, Alcan – Baillère – Doin – Masson (éd.), Paris, 1896.

Dupont Michel, *Dictionnaire historique des Médecins dans et hors de la Médecine*, Larousse (éd.), Paris, 1999.

Feltgen, « Antoine François de Fourcroy », in *CHU – Hôpitaux de Rouen*, séance du 16 mars 1994, www3.chu-rouen.fr, pp. 1-15.

Fondation Napoléon, « Fourcroy Antoine-François, comte de (1755-1809), chimiste, conseiller d'Etat », in *http://www.napoleon.org*, 2008, pp. 1-3.

Grison Emmanuel, « Fourcroy », in *Bulletin de la Société des Amis de la Bibliothèque de l'Ecole Polytechnique*, avril 2000, vol. 23, http://www.sabix.org, pp. 1-5.

http://cths.fr, *Fourcroy Antoine François*, 2010, pp. 1-2.

http://fr.wikipedia.org, *Antoine-François Fourcroy*, 2010, pp. 1-3.

Landru Philippe, « Fourcroy Antoine de (1755-1809) », in *http://www.landrucimetieres.fr*, 2008, p. 1.

Kersaint Georges, *Antoine-François de Fourcroy (1755-1809). Sa vie, son œuvre*, du Muséum (éd.), Paris, 1966.

Lemaire Jean-François, *Napoléon et la médecine*, François Bourin (éd.), Paris, 1992.
Viel Claude, « Antoine-François de Fourcroy (1755-1809), promoteur de la loi de Germinal an XI », in *Revue d'histoire de la pharmacie*, 2003 ; n° 339 : 377-394.

La Faculté de médecine de Paris sous l'Empire (1808)
The University of Medicine of Paris under the Empire (1808)[3]

Résumé

Le 8 août 1793, la Convention vote la fermeture de toutes les Académies et de toutes les sociétés savantes. Médecin formé par l'anatomiste Vicq d'Azir (1748-1794), père de l'anatomie comparée, fin politique, Antoine François Fourcroy (1755-1809) est impliqué pour une large part dans cette mesure. Plus tard, Fourcroy parvient à faire voter par la Convention, le 4 décembre, une loi qui vise à instaurer des écoles de santé à Paris, Strasbourg et Montpellier. Fourcroy met aussitôt en chantier la fondation de ces trois écoles qu'il fait travailler en parfaite corrélation avec les hôpitaux attenants. Il est à la base même de l'enseignement hospitalo-universitaire que nous connaissons. L'Ecole de santé de Paris, disposant d'un rayonnement beaucoup plus important que les autres, deviendra la Faculté de médecine à la promulgation de l'Université impériale décrétée le 10 mai 1806, adoptée par le Conseil d'Etat le 5 mars 1808 et organisée par le décret n° 3 179 le 17 mars 1808. Son texte a été écrit par le même Fourcroy à 23 reprises à la demande de Napoléon qui ne l'aimait pas.

MOTS-CLÉS : HISTOIRE, MÉDECINE, FOURCROY, NAPOLÉON, UNIVERSITÉ.

---

[3] Académie nationale de chirurgie, Paris, séance ordinaire du 29 janvier 2014, *« Présentation sur Fourcroy et la Faculté de médecine sous l'Empire »*, vidéoconférence http://www.academie-chirurgie.fr.
Riaud Xavier, « La Faculté de médecine de Paris sous l'Empire (1808) », in *e-mémoires de l'Académie nationale de chirurgie*, 2014, 13 (2) : 081-088.

Summary
On 8th August 1793, the Convention voted the closure of all the Academies and learned societies. Antoine François Fourcroy (1755-1809), who was mainly responsible of this measure, was a politically aware doctor trained by the anatomist Vicq d'Azir (1748-1794) and the founding father of comparative anatomy. Later, on December 4th, Fourcroy successfully managed to get another bill passed by the Convention. It aimed at establishing schools of public health in Paris, Strasbourg and Montpellier. Fourcroy immediately launched the building of these three schools with the help of adjoining hospitals. He was the one who had thought and imagined the university hospital teaching that we know today. The school of public health in Paris which had gradually extended its influence over the others, became the University of Medicine following the enactment of 10th May 1806 established by the Imperial University, which was adopted by the Council of State on 5th March 1808 and organised by the decree number 3 179 on 17th March 1808. Napoleon made Fourcroy write the text of the decree 23 times.
KEYWORDS : HISTORY, MEDICINE, FOURCROY, NAPOLEON, UNIVERSITY.

Création d'une Ecole de santé à Paris
Le 8 août 1793, la Convention vote la fermeture de toutes les académies et de toutes les sociétés savantes, ce qui provoque également la fermeture des écoles de médecine. Le 4 décembre 1794, sous l'impulsion de Fourcroy, la Convention vote une loi visant à créer trois écoles de médecine à Paris, Montpellier et Strasbourg. De 1795 à 1808, l'Ecole centrale de Santé, comme est nommée celle de Paris, devient l'Ecole de médecine, puis la Faculté de médecine [8].
Corvisart, devenu premier médecin de Bonaparte, statut qu'il conserve lorsque l'Empire est décrété, pour éviter les querelles inutiles, influe pour que le premier médecin,- en l'occurrence lui-même -, soit le seul à nommer les médecins affectés à la Maison impériale, mais aussi au Conseil des professeurs de la future Faculté de médecine de Paris. Cette institution, à elle seule, dispose de toute latitude et de toute l'autorité requise pour prendre des décisions engageant toute la profession médicale sur

tout le territoire de l'Empire. Les écoles de Montpellier et de Strasbourg ne disposeront jamais d'un tel pouvoir et seront reléguées à un rôle plus subalterne [3 ; 8 ; 11].

Choix des locaux

Fourcroy (fig. 7) jette son dévolu sur les locaux de l'Académie de chirurgie (fig. 1 ; fig. 2 ; fig. 3). Spacieux, agrémenté d'un amphithéâtre majestueux (fig. 4), ils peuvent recevoir la bibliothèque, les cours magistraux, les collections d'anatomie ainsi que toute l'instrumentation requise. Pourtant, les démonstrations chirurgicales, les dissections ou encore les expériences de physique - chimie se font dans le couvent des Cordeliers qui est désaffecté et à quelques pas de l'académie [7 ; 8].

Quid de l'enseignement ?

L'enseignement repose sur quatre principes fondamentaux et incontournables. Le choix pour la chirurgie ou la médecine ne peut s'envisager qu'après un tronc commun d'études. L'enseignement théorique est impérativement accompagné d'un enseignement pratique sur le malade qui se résume à des démonstrations et des exercices directement effectués sur le patient. L'entrée au sein de la structure passe obligatoirement par un concours. Il en va de même pour les enseignants, ce qui suscite une indéniable émulation. Les études sont sanctionnées par un diplôme, le doctorat en chirurgie ou le doctorat en médecine. Des droits universitaires sont légitimement perçus [8].

En 1797, le nombre des étudiants est supérieur à 1 000. La formation dure trois ans. Il y a neuf cours de médecine et trois de clinique. L'école comprend deux enseignants par chaire, soit 24 professeurs, chacun ayant la responsabilité d'un semestre. En 1808, avec la création de l'Université impériale, l'école devient la Faculté de médecine avec à sa tête un doyen. Finalement, l'enseignement médical reprend les caciques de celui de l'Ancien Régime [8].

Composition du corps enseignant

Selon Lemaire (1994), *« Dès 1795, Fourcroy s'octroie la chaire de chimie médicale et de pharmacie. Pourtant, c'est Nicolas*

Deyeux (fig. 8) *qui en assure les cours. Chaussier* (fig. 9), *très proche de Fourcroy, prend en charge la chaire d'anatomie et de physiologie, associé à Duméril* (fig. 10). *Sabatier* (fig. 11) *est désigné pour celle de la médecine opératoire. Son adjoint est Lallement. Sue* (fig. 12) *s'occupe de la chaire de médecine légale et de celle de l'histoire de la médecine. De Jussieu* (fig. 13) *et de Richard* (fig. 14) *délivre leurs connaissances en histoire naturelle médicale. Hallé* (fig. 15), *quant à lui, se voit confier la chaire de physique médicale et d'hygiène, associé à Desgenettes* (fig. 16). *La pathologie externe est enseignée par Richarand* (fig. 17) *et Percy* (fig. 18). *Les cours de pathologie interne sont dispensés par Pinel* (fig. 19) *et Bourdier. Leroy* (fig. 21) *et Baudelocque* (fig. 20), *dont l'antagonisme devant les tribunaux a alimenté les chroniques médicales de l'époque, expliquent l'art des accouchements. La clinique interne pour la médecine, la clinique externe pour la chirurgie et la clinique de perfectionnement sont attribuées à Corvisart* (fig. 22) *et Leroux* (fig. 6 ; fig. 23) *qui officient à la Charité, Pelletan* (fig. 24) *et Boyer* (fig. 25), *à l'Hôtel-Dieu, Dubois* (fig. 26) *et Petit-Radel* (fig. 27), *dans la Faculté elle-même. Directeur depuis 1795, Thouret* (fig. 5) *en devient le doyen. Leroux sera son successeur. »* Corvisart, Thouret, Hallé, Leroux et Leroy sont des docteurs-régents, Desgenettes est titulaire d'un doctorat soutenu à Montpellier et Baudelocque, Dubois, Lassus, Pelletan et Sabatier sont issus du Collège de chirurgie [3 ; 8].
La plupart de ces enseignants, dans le même temps, occupent les plus hautes fonctions dans la Maison impériale (Corvisart, Dubois, Deyeux, etc.), dans la politique (Cabanis), dans l'administration (Fourcroy) ou dans l'armée (Percy, Desgenettes). Bien évidemment, compte tenu de ces hautes responsabilités, Légion d'honneur et noblesse d'Empire leur tendent les bras [8 ; 13].

Trois années d'études

A partir de 1796, les programmes annuels enseignés sont clairement définis. Ainsi, les étudiants en 1ère année sont-ils dénommés les *commençants*. Pour eux, durant le semestre d'hiver, l'anatomie, la physiologie, la chimie médicale et la pharmacie et durant l'été, la matière médicale, la physique médicale et l'hygiène, des séances d'ostéologie, des exercices de bandages et d'appareillage. Pendant quatre mois, dans le même temps, ils ont pour obligation de suivre un stage à la clinique chirurgicale de l'Hôtel-Dieu. Ceux de 2ème année, ou *commencés*, vaquent, l'hiver, à l'étude de l'anatomie agrémentée d'exercices, de la physiologie, de la chimie médicale, de la médecine opératoire. L'été, ils découvrent la matière médicale, les accouchements, des exercices de bandages, d'appareillages. Un stage similaire de quatre mois doit être effectué à la Charité où les étudiants se mettent au service des malades, ce qui constitue la grande nouveauté de cette réforme médicale. Enfin, ceux de 3ème année, ou encore les *avancés*, finissent leur cursus avec, en hiver, l'anatomie, la chimie médicale et la médecine opératoire. Les exercices sont libres. En été, s'offrent, à eux, la matière médicale, la pathologie externe, la pathologie interne et les accouchements, la médecine légale et l'histoire de la médecine. Le stage clinique dure toute l'année à l'hospice de l'École, sous l'égide de la clinique de perfectionnement où les étudiants soignent activement les malades et voient leurs prestations justement rémunérées [6 ; 8].

Examens et cliniques

Lors de l'ouverture de l'Ecole centrale de Santé en 1794, il n'y a aucun examen venant sanctionner la fin des études. Cela change avec l'accession de Bonaparte au poste de Consul. L'année qui suit voit des examens de fin d'année, puis en 1799, la thèse redevient obligatoire. Malgré une organisation extrêmement précise, les ratés existent, mais ne sont que des ponctuations dans l'ordonnancement de l'institution. En outre, au vu du grand nombre des étudiants, il est très difficile de les encadrer afin de leur rendre l'accès aux malades possible. Cent à deux cents élèves autour du lit d'un malade unique n'est pas chose envisageable [8]. Au cours des démonstrations cliniques dans l'amphithéâtre de l'Ecole pratique, les deux responsables, Dubois et Petit-Radel, diagnostiquent, interrogent et expliquent aux étudiants présents, les malades étant dévêtus et sous l'autorité des assistants. A côté, deux internes prennent en note, l'un, les prescriptions et les consignes relatives au traitement mis en place, l'autre, les questions soumises à la réflexion des étudiants sur un temps très limité. En définitive, l'idéal est de se voir attribuer quelques lits, voire une partie de la salle [3 ; 8].

Externat - Internat

Le concours de l'externat et de l'internat a été conçu par Chaptal, ministre de l'Intérieur, en 1801. L'externat est aisé et, globalement, les 2/3 des candidats aboutissent à une nomination. L'internat, quant à lui, est autrement plus difficile. Le 13 septembre 1802, le jury présidé par Lepreux retient 24 candidats sur la quarantaine qui s'est présentée. Les sessions suivantes se tiennent en décembre et voient leur nombre tomber à 10-15% de succès seulement. En 1812, la réalité de cette compétition est si féroce que le nombre d'impétrants est de 120 pour seulement 18 postes à pourvoir [8].

Dissections tolérées, mais dans la plus grande discrétion

Les dissections de cadavres ne sont plus interdites, mais il convient mieux de ne pas se faire prendre où les sergents de police peuvent demander le rachat du cadavre. Si elles sont tolérées, elles doivent être pratiquées dans la discrétion. Ainsi, Bichat pratique-t-il près de 500 autopsies dans les 18 mois qui précèdent sa mort. L'autopsie devient un acte médical à part entière. En tous cas, Bichat lui confère ses lettres de noblesse. Souvent contrôlé à la sortie des cimetières, la calèche remplie de corps, il aura souvent maille à partir avec la police. Tous agissent de même. Selon Lemaire (1994), *« Dubois, quant à lui, paye des femmes de petite vie pour qu'elles distraient la police pendant qu'il fait sa collecte, Dupuytren reste une nuit durant, pour ne pas être attrapé, sous une dalle tombale ou encore Portal, de son côté, dissèque sur son lit, dans sa chambre, les corps que des rabatteurs lui ont amenés, et lorsque les forces de police menacent sa tranquillité, en tirant un drap, il évacue le corps dans la ruelle attenante. »* Corvisart, de son côté, dans son service, n'hésite pas à réaliser l'autopsie sur des malades morts dans son service [8 ; 10].

Ecole française de conception des cires anatomiques

Si les corps sont à profusion pour les dissections, il est important, pour mieux en maîtriser la valeur, de manipuler des pièces en bois ou en cire, répliques fidèles des organes du corps humain. Lors de son séjour à Florence, Napoléon s'émerveille devant 40 cires anatomiques conçues par Felice Fontana pour Léopold II, grand-duc de Toscane et futur empereur d'Autriche, que l'artiste lui détaille en 1796. En souvenir de cet instant, Napoléon suggère logiquement la fondation d'une école française entièrement dévolue à la conception de cires anatomiques. Tous ses interlocuteurs, emballés, ne tarissent pas d'éloges dans une réponse pleine d'enthousiasme, le 8 mai 1806. Le 29 mai, l'Empereur promulgue un décret instaurant, dans la ville de Rouen, *« une école destinée à l'enseignement de l'art des préparations anatomiques modelées en cire. »* Le chirurgien Laumonier, anatomiste reconnu et aussi le beau-frère de Thouret, directeur de l'Ecole de médecine depuis 1795, en a la charge. Il a pour mission de réaliser des pièces d'anatomie humaine les plus fidèles et les plus précises possibles pour l'Ecole de médecine, le musée d'histoire naturelle et toutes les structures hospitalières intéressées. Ces pièces sont anatomiques, démonstratrices ou à caractère pathologique. Cette école ouvre ses portes en 1807 et les ferme en 1810. Moins de six étudiants l'animeront [3 ; 8].

Sollicitations extérieures

Outre l'enseignement, les sollicitations sont nombreuses. Des ministres posent des questions ou missionnent la Faculté sur différents thèmes le plus souvent en rapport avec la Santé publique : contrôle des eaux minérales, épidémies, etc. Par exemple, selon Lemaire (1994), *« le 8 mars 1810, le ministre veut savoir s'il est nécessaire d'adjoindre un chirurgien aux médecins pour le contrôle des eaux minérales. »* ou encore, *« les 9 et 15 février 1809, le Conseil* (des professeurs de la Faculté) *discute du trajet d'une épidémie d'une fièvre encore indéterminée dans la Creuse, la Corrèze, la Dordogne, la Haute-Vienne. »* Des mémoires présentent les résultats d'investigations ou des nouveaux matériaux médicaux sont débattus. L'administration de guerre, elle-même, n'hésite pas à écrire pour soumettre des interrogations relatives à l'hygiène ou à certains protocoles aseptiques. Ainsi, les interventions de la Faculté de médecine sont très diverses et touchent, outre à la médecine, mais aussi à de grands sujets sociétaux [8].

La Société médicale d'émulation

La Société médicale d'émulation est fondée en 1796, à l'Ecole de médecine. A sa tête, Corvisart la préside et insuffle cette émulation tant recherchée. Outre les concours ou les discours, elle est omniprésente, jusqu'à la remise annuelle d'une médaille d'or que le premier médecin de l'Empereur a voulu avec le portrait de Bichat qui récompense le concours de la Faculté de médecine. Dans le bureau de cette société, apparaissent cinq membres de l'Institut, treize enseignants de la Faculté de médecine, Coste et Desgenettes pour l'armée et Jeanroy pour les dispensaires. L'accessit est limité à 60 membres. Les places sont chères et la compétition est rude. Larrey, Yvan ou Ribes notamment en font partie. En 1809, l'ensemble des mémoires présentés représente six volumes qui sont publiés dans l'Almanach de 1810 [4 ; 8].

Arrivée de nouveaux enseignants

En 1800, le ministre de l'Intérieur, Lucien Bonaparte, signe un décret autorisant l'Ecole de médecine de s'allouer les services de quinze personnes extérieures susceptibles de l'aider dans les multiples sollicitations que l'institution rencontre au quotidien. C'est l'acte de naissance de la Société de l'Ecole de médecine qui est différente de la société d'émulation. Triés sur le volet, Corvisart y fait figurer tous les plus grands noms de la médecine de l'époque et, en particulier, ceux qui n'ont pas vu leur candidature retenue pour enseigner. Associés aux professeurs, avec des statuts similaires, ils forment un groupe de quarante membres qui ont pour vocation d'enseigner, mais aussi d'améliorer les pratiques médicales. En 1800, y entrent Bichat, Chaptal ou encore Cuvier, etc. En 1809, c'est au tour de Bourdois de la Motte, de Larrey notamment. Le succès de cette société est si grand et son prestige, si important que Corvisart instaure quinze places supplémentaires d'associés-adjoints. Parmi ceux-ci, Royer-Collard ou Laënnec sont en bonne place. En 1810, cette association ne compte aucune publication à son actif. La recherche ne semble pas y avoir été véritablement mise à contribution, mais s'assurer d'une notoriété conséquente et indiscutable semble en avoir été le but premier [4 ; 8].

Création de l'Université impériale (1808) et de la Faculté de médecine

Lorsque Napoléon missionne Fourcroy pour créer l'Université impériale en 1808 et après que ce dernier ait été amené à réécrire jusqu'à 23 fois le texte législatif visant à l'instaurer, les corrections de l'Empereur étant particulièrement dures, il ne fait aucun doute pour le monde médical que Fourcroy, une fois effective cette nouvelle institution, en assumera la plus haute fonction, celle de Grand-Maître. Hélas, Napoléon lui préfère le comte de Fontanes, ce qui déclenche, chez le médecin, une vague de ressentiment qu'il conservera jusqu'à sa mort. Toujours est-il que, le 11 janvier 1809, Thouret, le doyen de la Faculté de médecine, reçoit une lettre du Grand-Maître lui annonçant sa visite prochaine. Rendez-vous est pris pour le 19 janvier, au cours de la soutenance de thèse de Beauchène fils, très bon chirurgien en devenir, bonapartiste convaincu et prosecteur à l'Ecole pratique. Son père est médecin à Paris et soigne un ami très proche de Fontanes, le sieur Joubert. Ayant exercé à la Cour de Louis XVI, il suit la famille royale en exil et en devient un proche. De retour en France, il a la charge d'un service à l'hôpital du Gros-Caillou. La thèse de Beauchène fils s'intitule *Considérations sur l'organisation de l'oeil et sur l'opération de la cataracte appliquée au traitement des animaux domestiques* et est présidée par Thouret lui-même. Quelque temps plus tard, Fontanes reviendra présider la séance d'hommages rendus par Leroux, le successeur de Thouret, à la mort de Fourcroy [7 ; 8 ; 12].

Après l'Empire

A la Restauration, le concours public est supprimé. C'est le roi, en personne, qui nomme les enseignants et leur attribue une chaire [5 ; 8].

En novembre 1822, onze professeurs de la Faculté, ayant tous acquis une notoriété internationale, sont démis de leurs fonctions. Ils exercent tous depuis 1803. Il s'agit de De Jussieu, l'ancien vice-recteur, du doyen Leroux, des professeurs Chaussier, Desgenettes, Deyeux, Antoine Dubois, Lallement, Moreau de la Sarthe, Pelletan, Pinel et Vauquelin. Lors de l'éloge funèbre de Hallé qui se tient dans le grand amphithéâtre, Desgenettes tient des propos discutables sur Hallé en laissant entendre qu'il n'a jamais été capable d'imposer ses *« propres convictions »*, ce qui déclenche un tollé accompagné d'applaudissements mettant le vice-recteur dans une situation très difficile. Quelques jours après, les cours sont annulés et les enseignants ayant des affinités prononcées pour l'Empire sont tous *« révoqués »*. La Faculté rouvre ses portes en février 1823, avec de nouveaux professeurs avec des convictions fidèles au régime en place, dont Laënnec. A l'arrivée de Louis-Philippe au pouvoir, ces nouveaux enseignants sont tous, à leur tour, renvoyés, hormis Laënnec et Bertin décédés entre-temps. Antoine Dubois, Deyeux, Desgenettes, Lallement et le doyen Leroux, tous bonapartistes rescapés, sont alors de retour. Trop âgé, Leroux ne reprend pas sa fonction de doyen qu'il confie alors à Dubois [8].

Conclusion

Sous l'impulsion de Corvisart et de Fourcroy, la Faculté de médecine de Paris devient incontournable dans le milieu médical français et au sein de l'Empire. Lui assurant une hégémonie indéniable, elle voit tous les plus grands noms s'y succéder, ceux officiant sous l'Empire et bien après. Centralisant les pouvoirs, elle répond à des missions essentielles de Santé publique et forme les médecins, et chirurgiens de la Grande Armée. Enfin, suite à la réforme de 1794 fomentée par Fourcroy qui crée par la même occasion l'enseignement hospitalo-universitaire et suite, également, à l'apparition de l'Université impériale mise en place par le même homme, elle est à la base de tous les préceptes et de toutes les institutions de la médecine du XXIème siècle, celle que nous connaissons aujourd'hui.

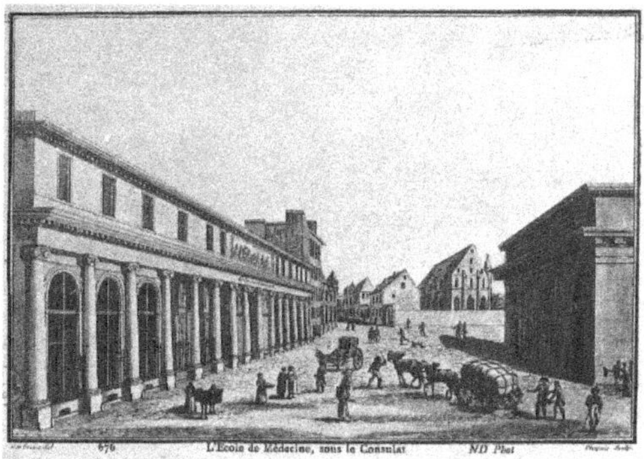

Fig. 1- Ecole de médecine sous le Consulat, © BIUS [2].

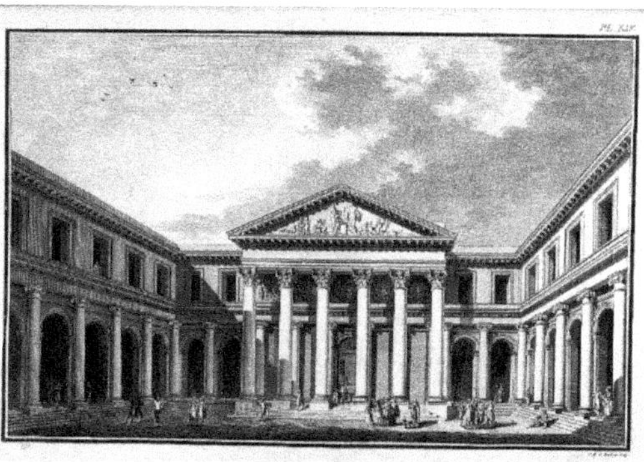

Fig. 2- Vue du péristyle d'entrée de la cour d'honneur des Ecoles de chirurgie, © BIUS [2].

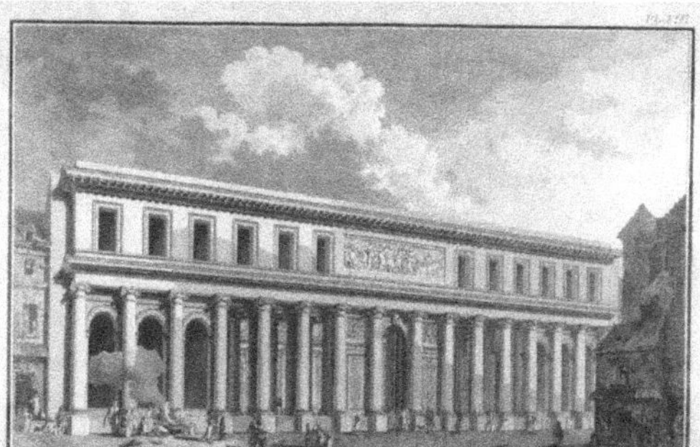

Fig. 3- Vue perspective des Écoles de chirurgie prise de la place de l'Observance, © BIUS [2].

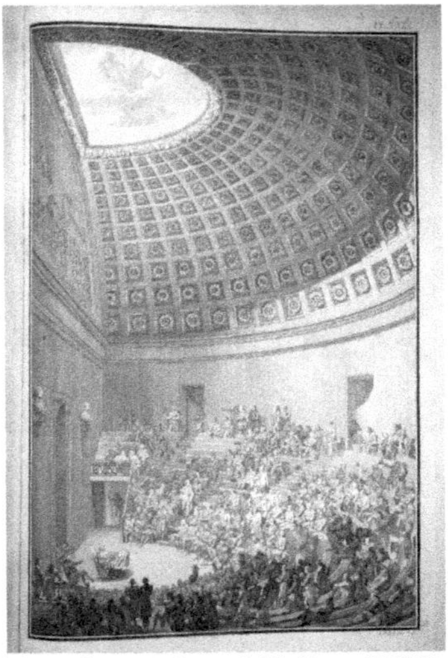

Fig. 4- L'intérieur du grand amphithéâtre (1780), © BIUS [2].

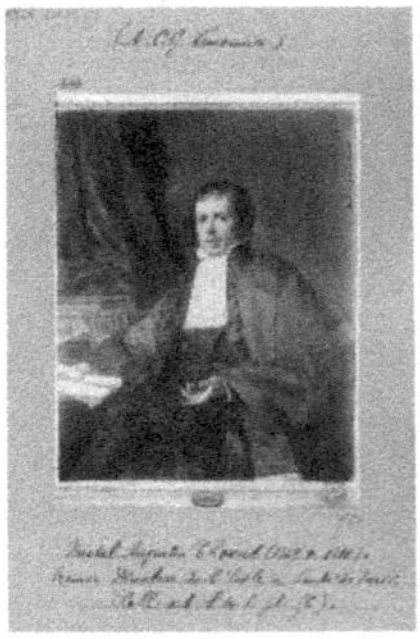

Fig. 5- Doyen Michel Augustin Thouret (1749-1810), © BIUS [2].
Directeur depuis 1795, doyen en 1808 jusqu'en 1810.

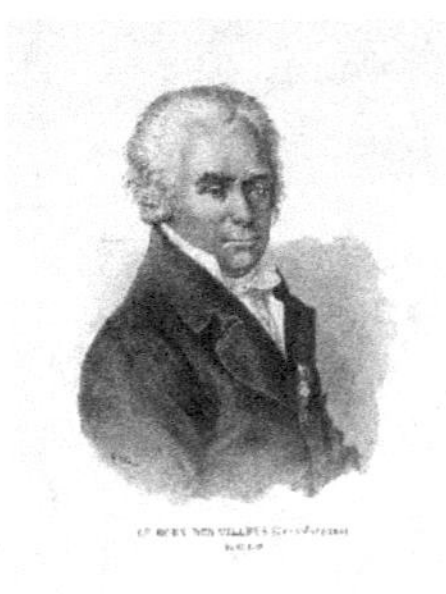

Fig. 6- Successeur : Jean-Jacques Leroux des Tillets (1749-1832), © BIUS [2 ; 3]. Doyen de 1810 à 1822.

- Chaire de chimie médicale et de pharmacie

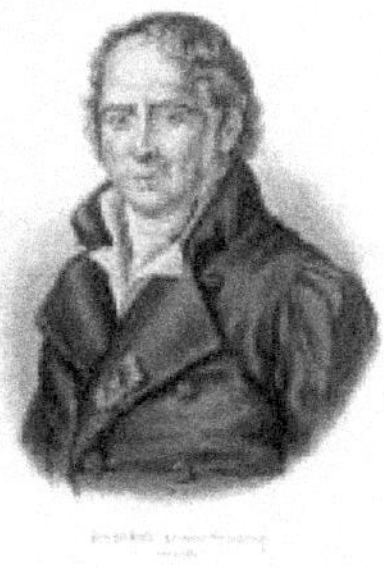

Fig. 7- Antoine François Fourcroy (1755-1809), © BIUS [2 ; 3].

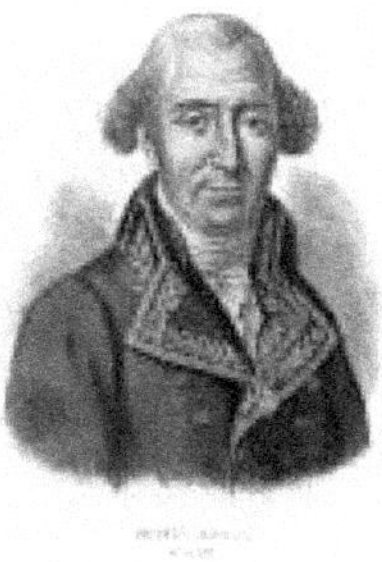

Fig. 8- Nicolas Deyeux (1745-1837), © BIUS [2 ; 3].

- Chaire d'anatomie et de physiologie

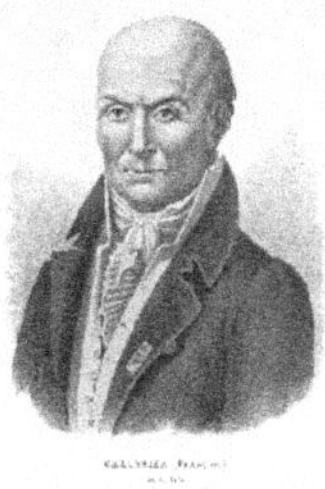

Fig. 9- François Chaussier (1746-1828), © BIUS [2 ; 3].

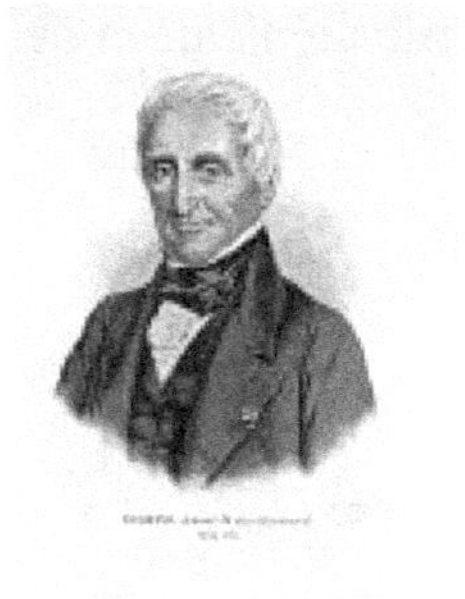

Fig. 10- André Marie Constant Duméril (1774-1860), © BIUS [2 ; 3].

- Chaire de médecine opératoire

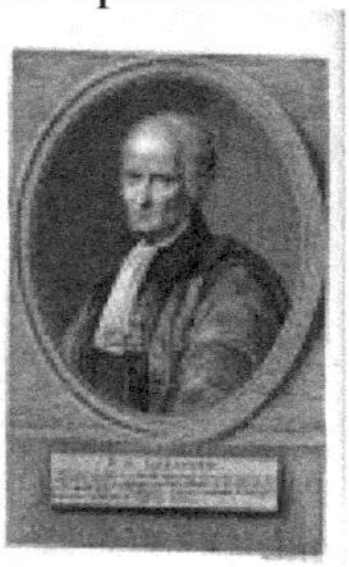

Fig. 11- Raphaël Bienvenu Sabatier (1732-1811), © BIUS [2].

- Chaire de médecine légale et d'histoire de la médecine

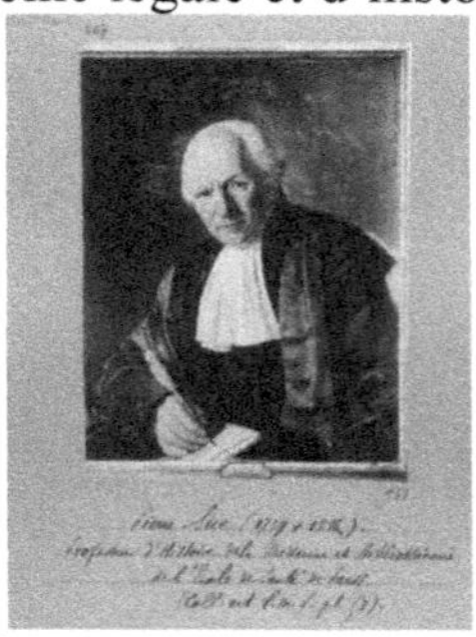

Fig. 12- Pierre Sue (1739-1816), © BIUS [2].

- Chaire d'histoire naturelle médicale

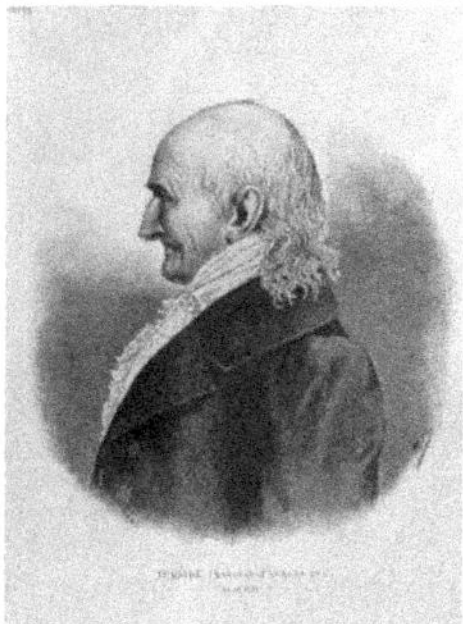

Fig. 13- Antoine Laurent de Jussieu (1748-1836), © BIUS [2].

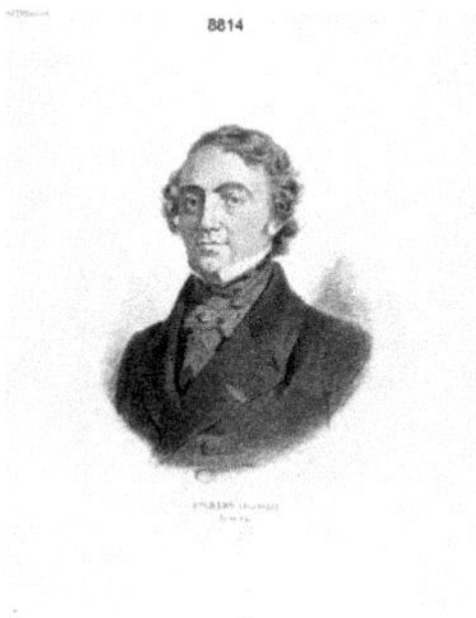

Fig. 14- Achille Richard (1794-1852), © BIUS [2].

- Chaire de physique médicale et d'hygiène

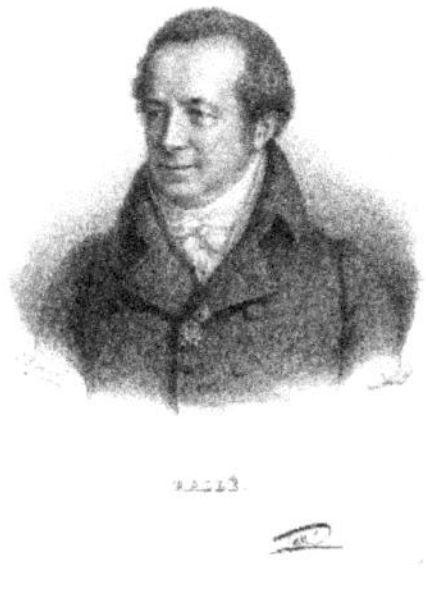

Fig. 15- Jean Noël Hallé (1754-1822), © Académie nationale de médecine [1].

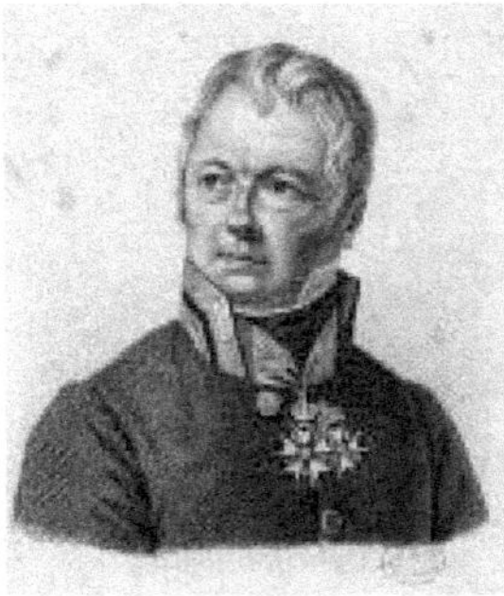

Fig. 16- René-Nicolas Dufriche Desgenettes (1762-1837), © BIUS [2].

- Chaire de pathologie externe

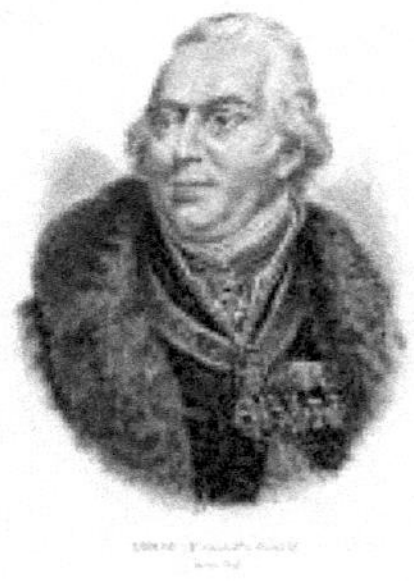

Fig. 17- Pierre François Percy (1754-1825), © BIUS [2 ; 3].

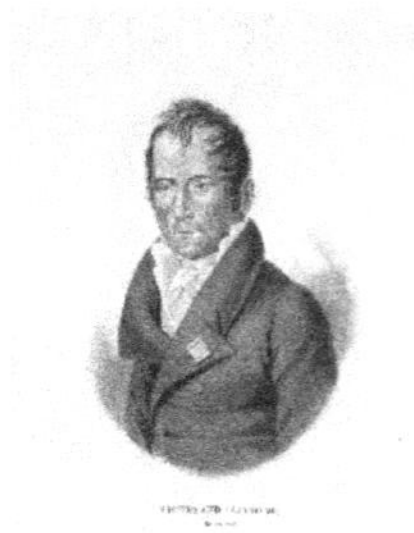

Fig. 18- Anthelme Balthasar Richerand (1779-1840), [2 ; 3].

- Chaire de pathologie interne

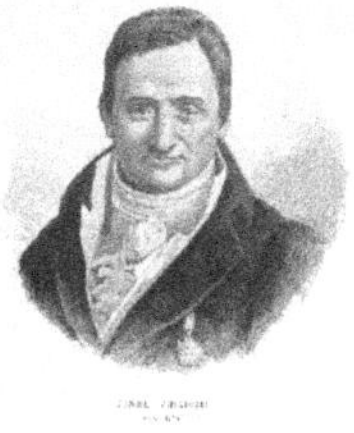

Fig. 19- Philippe Pinel (1745-1826), © BIUS [2 ; 3].

- Chaire de l'art des accouchements

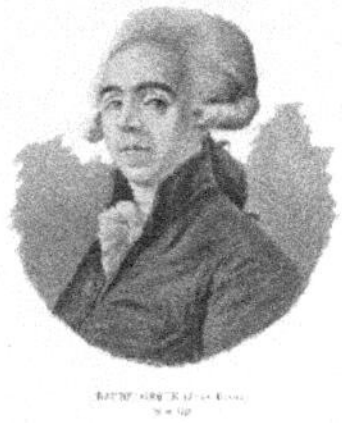

Fig. 20- Jean-Louis Baudelocque (1745-1810), © BIUS [2].

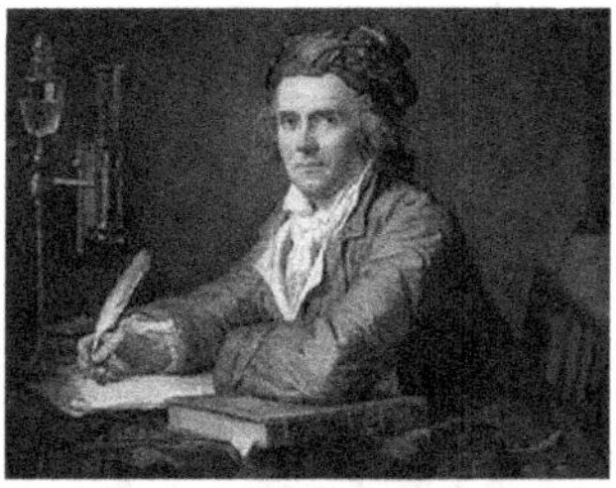

Fig. 21- Alphonse Leroy (1742-1816), © Musée Fabre [9].

- Clinique interne à la Charité

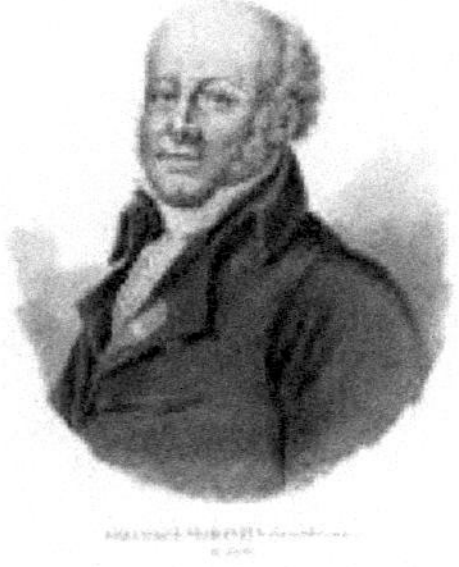

Fig. 22- Jean Nicolas Corvisart (1755-1821), © BIUS [2].

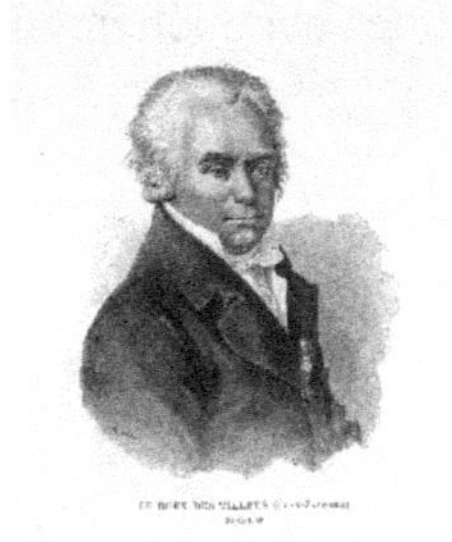

Fig. 23- Jean-Jacques Leroux des Tillets (1749-1832), [2 ; 3].

- Clinique externe à l'Hôtel-Dieu

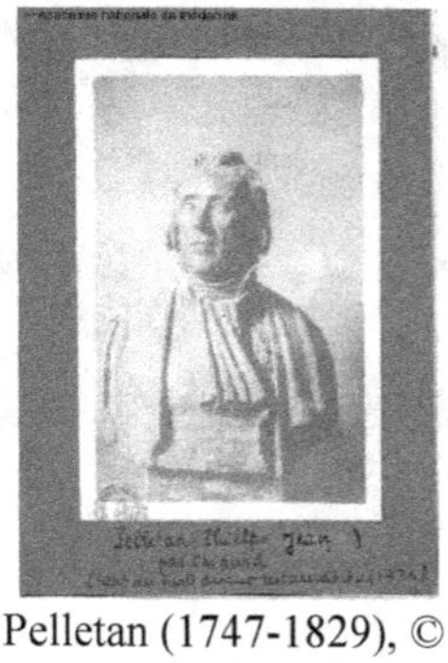

Fig. 24- Philippe Jean Pelletan (1747-1829), © Académie nationale de médecine [1].

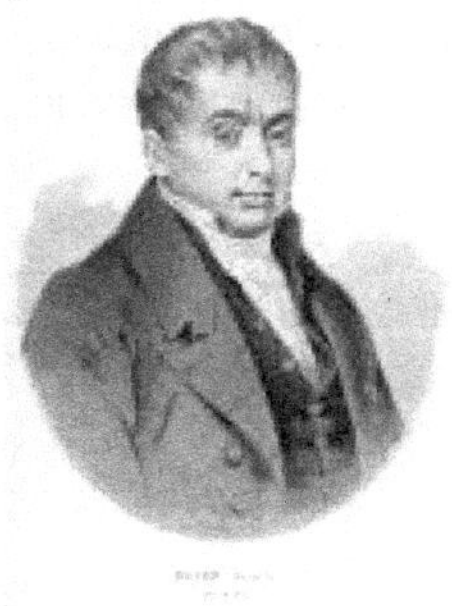

Fig. 25- Alexis Boyer (1757-1833), © BIUS [2].

- Clinique de perfectionnement à la Faculté

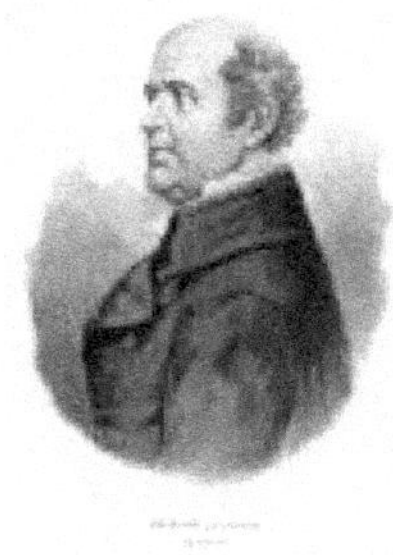

Fig. 26- Antoine Dubois (1757-1837), © BIUS [2].

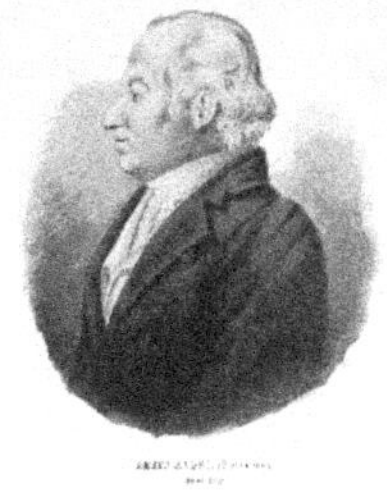

Fig. 27- Philippe Petit-Radel (1749-1815), © BIUS [2].

Références :

1- Académie nationale de Paris, Paris, 2010 et 2012.
2- Bibliothèque interuniversitaire de Santé, Paris, 2010.
3- Corlieu Auguste, *Centenaire de la Faculté de Médecine de Paris (1794-1894)*, Alcan – Baillère – Doin – Masson (éd.), Paris, 1896.

4- Ganière Paul, *Corvisart*, Flammarion (éd.), Paris, 1951.
5- Ganière Paul, « Baron Antoine Portal, président perpétuel de l'Académie royale de médecine », in *Bull. Acad. Natl. Med.*, 1966 Oct. 18 ; 150(26) : 539-545.
6- Ganière Paul, « La médecine et les médecins », in *Revue du Souvenir napoléonien*, oct. 1970, n° 256, pp. 14-16.
7- Kersaint Georges, *Antoine-François de Fourcroy (1755-1809). Sa vie, son œuvre*, du Muséum (éd.), Paris, 1966.
8- Lemaire Jean-François, « L'émulatrice faculté de médecine de Paris sous l'Empire », in *Revue du Souvenir napoléonien*, mars-avril 1994, n°394, pp. 14-35.
9- Musée Fabre, Montpellier, 2012.
10- Rabusson Corvisart Didier, « Avis au lecteur », in *Essai sur les maladies et les lésions organiques du cœur et des gros vaisseaux* par Corvisart J. N. (3ème édition de 1818), Pariente (éd.), Paris, 1988, pp. 7-41.
11- Riaud Xavier, « Corvisart, Jean Nicolas (1755-1821), physician to the Emperor », in *Fondation Napoléon*, http://www.napoleon.org, 2011, pp. 1-2.
12- Riaud Xavier, « Antoine-François Fourcroy (1755-1809), médecin et comte d'Empire, réformateur et promoteur de l'enseignement hospitalo-universitaire en France », in *Académie de chirurgie magazine*, 2ème trimestre 2013, n°11, pp. 6-8.
13- Riaud Xavier, *Napoléon Ier et ses médecins*, L'Harmattan (éd.), Collection Médecine à travers les siècles, Paris, 2012.

Hommage à l'action de Georges Villain (1881-1938), professeur à l'Ecole dentaire de Paris, pendant la Grande Guerre[4]

MOTS-CLÉS : HISTOIRE, DENTISTERIE, PREMIÈRE GUERRE MONDIALE.

Homage to Georges Villain (1881-1938), professor at the Dental School of Paris, during the Great War

KEY-WORDS : HISTORY, DENTISTRY, FIRST WORLD WAR (WWI).

RÉSUMÉ

Professeur de prothèse à l'Ecole dentaire de Paris au début de la Grande Guerre, Georges Villain prend en charge le centre de traitement ambulatoire pour les soldats français blessés au visage, centre institué par l'école en août 1914. Secrétaire à la Fédération dentaire nationale, il travaille d'arrache-pied à la reconnaissance dans l'armée, du statut et du grade de dentiste militaire, ce qu'il obtient en 1916 par un décret signé de la main même de Raymond Poincaré. La même année, il organise le premier Congrès dentaire interallié dans la capitale dont il assure lui-même la publication des actes, un an après. Pendant la guerre, il est chargé de missions par le Sous-secrétaire d'Etat au Service de Santé, en Angleterre en 1916, puis en Amérique en 1918, où il assure de nombreuses conférences mettant en valeur le travail des scientifiques français. Après la guerre, son travail ayant été reconnu aussi bien en France qu'à l'étranger, il devient

[4] Riaud, Xavier, « Hommage à l'action de Georges Villain (1881-1938), professeur à l'Ecole dentaire de Paris, pendant la Grande Guerre », in *Académie nationale de chirurgie dentaire*, http://www.academiedentaire.fr, 2014, pp. 1-10.

en 1924, président de la Fédération dentaire nationale (FDN), puis en 1926, directeur de l'Ecole dentaire de Paris et enfin, en 1931, président de la Fédération dentaire internationale (FDI). Lorsqu'il décède en 1938, suite à un accident de voiture, il est pleuré unanimement par la communauté dentaire internationale.

SUMMARY

Professor of Prosthetic Dentistry at the beginning of WW1, Georges Villain became Director of the Center of Ambulatory Care for wartime facial injuries, created by the Dental School of Paris. As National Dental Federation Secretary his major task was to claim a special status and rank for the military dentists. This was finally obtained by a 1916 Decree signed by President Raymond Poincaré himself. The same year, Villain organized the first Dental Interallied Meeting in Paris, editing alone the proceedings. One year later, he is sent by the State Secretary for Health Services on mission to Great Britain, then, in 1918, to United States, conducting there several meetings to promote the quality of the French Scientific Research. In post-war years, his work being widely acknowledged in France and abroad, Professor Villain became National Dental Federation President then, in 1926, Director of the Dental School of Paris. In 1931 he was elected World Dental Federation President. He died in 1938 in a car accident and was unanimously regretted by the whole International Dentistry Community.

Etudiant globe-trotter

Georges naît à Paris, le 31 mai 1881. D'une famille modeste et ayant perdu son père de très bonne heure, il entre comme apprenti mécanicien chez Georges Viau, un dentiste parisien. Puis, son apprentissage fini, il part étudier en Angleterre chez un dentiste qui devient ainsi son précepteur. Durant son séjour, il acquiert une solide connaissance de l'anglais. En 1902, de retour à Paris, il entre à l'Ecole dentaire de Paris. En 1903, il obtient la qualification de chirurgien-dentiste à la Faculté de médecine de Paris. En 1902, il est préparateur du cours d'orthodontie de l'Ecole dentaire de Paris, puis, démonstrateur en 1904. En 1905, Charles Godon, fondateur en 1880 et directeur de l'Ecole dentaire de Paris, pressentant l'excellence chez le jeune homme, le décide à entreprendre un séjour aux Etats-Unis pour y poursuivre ses études. Une fois là-bas, il s'inscrit à l'Université de Pennsylvanie. Il obtient son DDS (Doctor of Dental Surgery) en 1906 [22].

Une carrière d'enseignant

De retour à Paris, il devient l'assistant d'Isaac Davenport, dentiste américain installé dans la capitale, et reprend sa place dans le corps enseignant de l'Ecole dentaire de Paris. En 1907, il est reçu au concours de chef de clinique de prothèse, puis à celui de professeur de clinique de couronnes et bridges, et orthodontie en 1908. En 1909, il est nommé professeur du cours théorique de prothèse, bridge et orthodontie, fonction à laquelle il se consacre jusqu'à la fin de sa vie. Déployant des qualités pédagogiques remarquables, il laisse chez tous les élèves qu'il a formés une empreinte des plus profondes et un souvenir reconnaissant pour un homme si enthousiaste, si affable envers ses étudiants [22].
Entré en 1907 au conseil d'administration de l'école, il y occupe le poste de secrétaire général de 1910 à 1919. Cette année-là, il est nommé directeur de l'enseignement. Sous son autorité, les programmes sont révisés. Il joue un rôle prépondérant dans le développement de l'enseignement sur fantôme (= mannequin) et dans l'enseignement de la prothèse clinique, et de laboratoire. En 1920, il devient directeur adjoint, puis en 1926, il est le nouveau directeur de l'Ecole dentaire de Paris. Il le demeure jusqu'à sa mort [18].

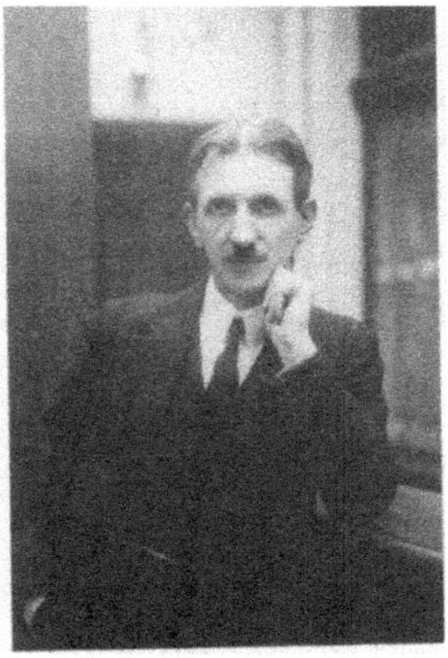

FIG. 1 – Professeur Georges Villain [5].

Successeur de Charles Godon (1854-1923)
Digne successeur de Charles Godon, il concentre ses efforts dans le maintien du renom mondial du titre *« Diplômé de l'Ecole dentaire de Paris »*. D'ailleurs, lorsque Godon prend sa retraite, c'est à Georges Villain et à Léon Frey qu'il confie la direction de la Bibliothèque du chirurgien-dentiste qu'il avait fondée [17]. Auteur de très nombreuses communications à la Société odontologique de Paris, il prend sa vice-présidence en 1913, puis, sa présidence en 1920. Cette même année, il prend aussi la vice-présidence de la section odontologique de l'Association française pour l'avancement des Sciences, qu'il finit par diriger en 1921 [18 ; 22].

Travailleur infatigable
Apportant une ardeur et une générosité sans égales dans la diffusion de ses idées basées sur des connaissances étendues dans tous les domaines de l'Odontologie, Villain a produit une œuvre considérable. Il a été également membre du comité de rédaction du journal *L'Odontologie* et l'est resté pendant 30 années [22]. *« En février 1923, Georges Villain présente un nouveau procédé d'immobilisation des dents en mettant au point ce qui sera communément appelé le stellite de contention. »* A la fin de sa carrière, il s'intéresse tout particulièrement aux pressions occlusales exercées sur les dents [23].

Spécialiste de l'orthodontie
Maître de l'orthodontie, il poursuit une œuvre de vulgarisation des plus persévérantes en vue de la prophylaxie des malformations dento-maxillaires, qui l'amène tout naturellement à présider les Congrès d'orthopédie maxillo-faciale de 1924 et de 1933. Entre-temps, il prend les commandes de l'European Orthodontological Society en 1932 et en préside son meeting l'année suivante. De 1934 à 1937, il dirige l'International College of Dentists [22].

Le chirurgien-dentiste français au début de la Première Guerre mondiale
La guerre éclate en 1914. C'est une profession balbutiante qui entame le conflit. En effet, la Loi Brouardel du professeur de

médecine du même nom vient tout juste de lui conférer un statut légitime en 1892. Les dentistes d'ailleurs n'occupent que des fonctions subalternes au début des combats. Ils sont brancardiers ou infirmiers. Comme beaucoup d'autres, ces soldats se distinguent par leur bravoure, souvent au prix de leurs vies. Jean Piel Melcion d'Arc, appartenant à un régiment de marche de zouaves, *« s'est fait tuer héroïquement le 13 novembre 1914, en repoussant une attaque allemande qui tentait de franchir un pont (bataille de l'Yser). »* Il est porté à l'ordre du régiment [15 ; 16]. Adrien Audefroy de la 44ème batterie du 28ème régiment d'artillerie est porté à l'ordre du jour de l'Armée. *« Sous un feu violent subi par sa pièce pendant deux journées consécutives,* (il) *a réussi par son sang-froid à assurer, à la fois le service de sa pièce et celui du téléphone, a communiqué sa confiance à ses hommes, et a contribué ainsi à infliger aux objectifs des dégâts sérieux* [2 ; 15]. *»* Le 15 octobre 1914, une circulaire ministérielle permet que les chirurgiens-dentistes soient incorporés dans les sections d'infirmiers militaires afin d'y exercer leur métier pour les soins d'urgence aux combattants, mais toujours en tant que soldats. Le même jour, le premier cabinet dentaire de campagne voit le jour à Clermont-en-Argonne sous la direction du médecin aide-major de 1ère classe Armand Lévy. Le 30 octobre, de nombreuses pétitions pour la création d'un dentiste militaire sont signées par les dentistes et autres associations dentaires. Le 10 novembre, une autre circulaire, la n°14 198 C/7, décrète l'ouverture de trois centres de stomatologie et de prothèse maxillo-faciale à Paris, Lyon, et Bordeaux, celui du Val-de-Grâce dans la capitale étant le premier [12 ; 15]. Le 21 décembre, un chirurgien-dentiste prothésiste, recruté dans les formations sanitaires ou les corps de troupe, est affecté dans les hôpitaux d'évacuation. Sa mission consiste à appliquer des pansements spéciaux et des appareils provisoires de contention aux blessés atteints de mutilations de la face et des mâchoires. De plus, il est préconisé qu'à l'avant, des dentistes qualifiés puissent donner aux soldats les soins nécessités par des affections dentaires. Le 24 décembre, une nouvelle circulaire autorise les *« Directeurs régionaux du Service de Santé à faire appel aux concours bénévoles pour assurer le fonctionnement des cabinets dentaires de garnison là où ils ne trouveront pas de* *dentistes mobilisés* [2 ; 7]. » Le 10 mars 1915, le Journal Officiel publie les décisions de la commission supérieure consultative du Service de santé, mais ses décisions ne sont pas appliquées tout de suite. Un chirurgien-dentiste est affecté dans chaque régiment au service dentaire. Une automobile dentaire, composée d'un chirurgien-dentiste et d'un technicien dentaire, est affectée dans un corps de troupe [16]. Les chirurgiens-dentistes sans affectation font partie du contingent des infirmiers militaires. Le 14 avril, le ministre de la Guerre Alexandre Millerand accepte par lettre officielle, la coopération de l'Ecole dentaire de Paris pour les soins à donner aux militaires. Le 10 mai, celle du Comité de secours pour les blessés des maxillaires et de la face est approuvée par le même ministre. Le 11 juin, l'école doit assurer le service d'une ambulance de 200 lits pour les mutilés de la face, créée à l'hôpital des convalescents du Lycée Michelet de Vanves. Ce service est pourvu en personnel et en matériel provenant de l'école. A ce moment précis, Georges Villain est déjà sur tous les fronts [14]. Le 1er juillet, Justin Godart devient Sous-secrétaire d'Etat au Service de Santé. Le 31 juillet, il visite la première automobile dentaire. Le même jour, Godart émet une circulaire qui décide l'appareillage des édentés en quinze à vingt jours. Le 25 août, Justin Godart visite l'hôpital du Lycée Michelet à Vanves, antenne de l'Ecole dentaire de Paris. Confronté à l'abnégation de ces hommes, des journaux s'émeuvent de l'absence des dentistes au sein des équipes de stomatologie (*Petit Journal* (20/08/1915), *France de demain* (21/08/1915) et *L'Humanité* (29/08/1915) [3].

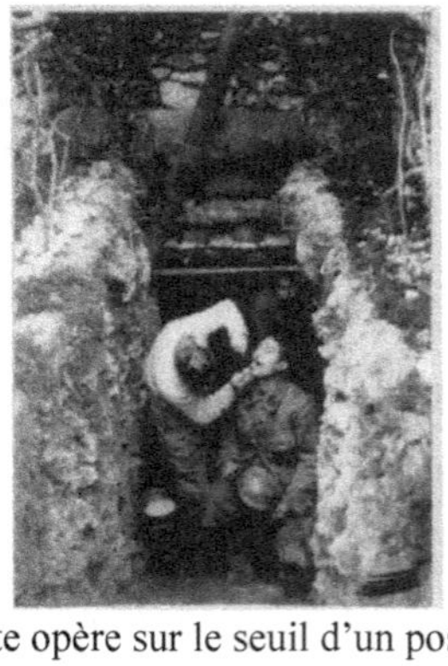

FIG. 2 – Un dentiste opère sur le seuil d'un poste de secours [15].

Mobilisé…

Revenons à Georges Villain et concentrons-nous sur l'action de cet homme à l'aube de la Der des Der.

Professeur de prothèse dentaire à l'Ecole dentaire de Paris au début de la Première Guerre mondiale, Georges Villain est mobilisé le 2 août 1914, en tant qu'auxiliaire au dépôt du 13ème régiment d'artillerie à Vincennes. Il y crée un service dentaire qui se charge de la remise en état de la bouche de chaque homme avant son départ au front.

En septembre 1914, il fonde le premier service d'appareillage des édentés (E. D. P. V. G. 88). Dans le même temps, il dirige le service dentaire de garnison de l'Ecole dentaire de Paris (D. M. 45) [1].

Grand organisateur

Il administre depuis leur fondation, les services de prothèse maxillo-faciale du Dispensaire militaire V. G. 88 (1915), de l'hôpital Michelet (1915), du service de chirurgie et de prothèse maxillo-faciale de l'hôpital canadien de Saint-Cloud (1916), de l'hôpital 112 à Saint-Ouen (1917) et de l'hôpital Edith Cavell (1917) [1 ; 22].

En 1916, il organise l'école de rééducation des mutilés de l'Ecole dentaire de Paris. Il est nommé dentiste militaire à la création du grade. Il est chargé de la section de prothèse dentaire de l'Ecole Rachel entièrement consacrée aux veuves et aux orphelins. Il met en place le service dentaire d'usine. Il officie notamment dans les usines Renault et Citroën [1].

En 1917, il est l'initiateur des équipes volantes exprimant ainsi un vœu formulé au Congrès dentaire interallié de 1916. Il s'occupe de leur première application en situation au camp de Mailly en juillet. Le commandement lui adresse des lettres de félicitations concernant le fonctionnement des diverses cliniques installées dans ce camp, qui ont permis d'assurer la remise en état des bouches et l'appareillage dentaire de 3 000 hommes en moins de cinq semaines, sans retarder leur instruction militaire.

Cette même année, il gère le service d'assistance dentaire aux réformés n°2 à l'Ecole dentaire de Paris [22].

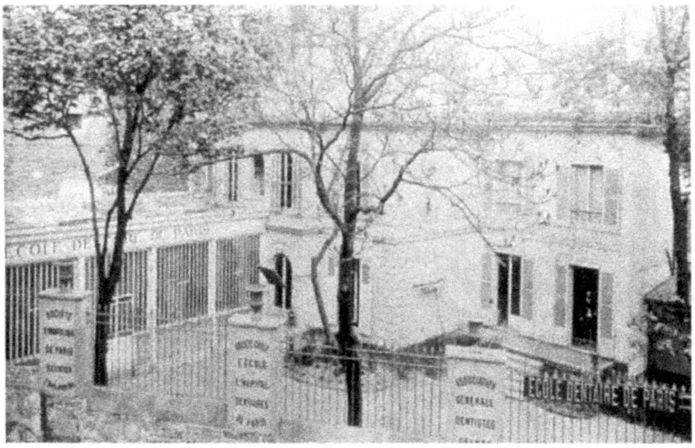

FIG. 3 – Ecole dentaire de Paris en 1890 [5].

Il milite pour un dentiste militaire.

Secrétaire à la Fédération dentaire nationale, il travaille à la reconnaissance dans l'armée, du statut et du grade de dentiste militaire. Le 9 septembre 1915, Villain envoie un rapport commandé le 31 août par Justin Godart, Sous-secrétaire d'Etat au Service de Santé des Armées de 1915 à 1918, au nom de la FDN, au ministre de la Guerre Gallieni demandant l'institution de dentistes militaires sur le front [16]. Le 13 septembre, Godart rencontre Villain de nouveau au cours de sa visite de l'Ecole dentaire de Paris. Le 26 février 1916, après de nombreux entretiens avec Blatter et Villain, le ministre de la Guerre Joseph Galliéni demande la création d'un dentiste militaire dans l'armée de terre au président de la République Raymond Poincaré. Le jour même, Raimond Poincaré ordonne par décret la création d'un corps de dentistes militaires et pour la durée de la guerre seulement. Ce texte paraît au Journal Officiel, le 3 mars [2]. Le 27 février, Godart précise qu'ils seront 1 000, avec le grade d'adjudant. Leur tenue est celle de l'adjudant-infirmier avec un caducée argent complété de la lettre D haute de 1 cm. Ils sont rattachés aux ministères des Armées et de l'Intérieur, et placés sous les ordres du médecin-chef de leur unité. Ils sont porteurs du brassard prévu par la Convention de Genève signée par les Français, le 22 septembre 1864 [15 ; 16]. Villain triomphe.

Au préalable, en janvier 1916, Blatter, président de la FDN, et Georges Villain, représentant l'Ecole dentaire de Paris, se rendent à plusieurs reprises auprès de Lacaze, ministre de la Marine, pour attirer l'attention de ce dernier sur la nécessité de

créer un corps de dentistes militaires dans la Marine. Lacaze envoie aussi son rapport au Président Poincaré qui donne son accord aussitôt, le 1er mars 1916. Les dentistes de la Marine sont assimilés aux médecins auxiliaires, avec la même tenue et les mêmes insignes. Les deux décrets parus au Journal Officiel, la FDN s'empresse alors d'envoyer le texte à tous les chirurgiens-dentistes français dans une lettre datée du 3 mars 1916. Blatter, le président de la FDN, et Villain, son secrétaire général, en sont les signataires [2]. Le 4 mars, le Journal Officiel publie un autre décret qui précise que le ministre de la Marine, l'amiral Lacaze, est autorisé à recruter des chirurgiens-dentistes pour seconder les médecins de la Marine sous les ordres desquels ils sont placés. Un décret à la même date ordonne que les dentistes non gradés soient affectés à des sections d'infirmiers. Le 9 juin, l'instruction ministérielle sur les services de stomatologie, n° 8119 3/7, véritable charte des dentistes militaires, établit de façon complète et suffisamment détaillée, l'organisation des centres de chirurgie et de prothèse maxillo-faciale, des centres d'édentés, et des cabinets dentaires de garnison [2 ; 7].
A partir de 1917, les écoles dentaires organisent des centres d'appareillage pour les malades ambulatoires, en liaison avec hôpitaux militaires et centres de stomatologie. Le 10 mars, Villain est inépuisable et n'a de cesse de tarauder Godart qui décrète la gratuité des appareils dentaires pour les soldats et les sous-officiers. Le 7 avril, le dentiste militaire régimentaire voit le jour. A la fin 1917, 50 dentistes militaires sont recensés. Le 3 juillet, une circulaire informe les dentistes qu'ils recevront tout le matériel nécessaire à leur exercice à compter du 1er septembre [2 ; 7].
Les pourparlers avec Godart se poursuivent jusqu'à son départ le 8 février 1918. La FDN salue son départ et le remercie pour son travail remarquable au service de la profession.
Dès le 20 mars 1918, Lucien Mourier, successeur de Justin Godart, reçoit en audience Blatter et Villain, et leur confirme le prochain dépôt du projet de loi en vue de la création d'officiers dentistes. Le 25 mars 1918, il est déposé à la Chambre des députés, au nom du ministre de la Guerre et du ministre des Finances. Le 25 avril 1918, une délégation composée de Blatter et de Villain pour la FDN, et des trois directeurs des écoles de

Lyon et de Paris, rencontre Mourier et discute de certaines clauses du projet de loi, comme notamment les insignes distinctifs des futurs officiers. Tout au long du mois de mai, les plus hautes instances de la profession s'unissent pour s'assurer du concours actif du rapporteur M. Lorimy et de la commission de l'armée de la Chambre des députés. Cette dernière adopte le 5 juillet 1918, une loi par laquelle un corps d'officiers dentistes est définitivement constitué sans limitation de durée. Ils pourront accéder au rang de lieutenant et de sous-lieutenant. Le mardi 8 octobre 1918, le Sénat approuve cette loi. Le 18 octobre 1918, le Parlement vote la loi en question qui paraît au Journal Officiel, le 20 octobre 1918 [2].
De 1914 à 1918, 88 dentistes sont morts sur le front. 156 citations ont été délivrées à des dentistes [2 ; 7 ; 15].

Après l'armistice…
A la suite de la démobilisation, il n'y a plus de dentiste militaire dans l'armée active. Aussi, le 23 octobre 1919, Mourier décide de solliciter les dentistes civils en leur offrant des conditions de rémunération tout à fait intéressantes. La FDN, par l'intermédiaire de Villain, se mobilise afin que les praticiens puissent poursuivre leur action auprès des grands blessés de la face. De plus, il insiste sur l'importance de l'engagement pris par l'Etat de soigner et d'appareiller les blessés de la face, leur vie durant. Enfin, il fait appel au sens patriotique et professionnel de ses confrères civils afin qu'ils mettent au service de l'intérêt national, *« leur science, leur conscience et leur dévouement* [2]. *» « Redevenus civils, nous devons continuer le rôle actif et méritoire que notre profession a joué pendant la guerre par devoir patriotique et professionnel, afin de permettre à nos organisations professionnelles de poursuivre leur action jusqu'à complète satisfaction de nos revendications équitables* [21]. *»*

Le Congrès dentaire interallié
Le 9 novembre 1916, se déroule à Paris, le Congrès dentaire interallié qui tient ses séances du 9 au 13 novembre pour les démonstrations et communications, et du 14 au 18 pour les visites dans les divers services, et les différentes formations de Paris s'occupant de prothèses, et de restaurations maxillo-faciales.

C'est le lundi 13 novembre qu'a lieu l'assemblée générale. Villain en est l'initiateur [16].
Des conférences et des travaux pratiques, comme aussi des présentations de malades, sont faits par les congressistes au siège de l'Ecole dentaire de Paris, au 45, rue de la Tour d'Auvergne [15]. Il s'y tient une exposition très complète des divers moulages et appareils de contention temporaire ou définitive, d'appareils de redressement, de blocage des mâchoires, de dilatation pour les divers trismus, les atrésies labiales et buccales. Après la séance solennelle présidée par le Sous-secrétaire d'Etat du Service de Santé des Armées, Justin Godart, de nombreux rapports et des communications sont lus sur le traitement des fractures des maxillaires, et en particulier du maxillaire inférieur. Dans ces différents travaux, tous les cas sont considérés depuis les fractures sans perte appréciable de substance osseuse et sans trop grands délabrements, jusqu'à la perte complète de la mandibule, les pseudarthroses ostéofibreuses, les ostéosynthèses, les greffes osseuses,... Les conduites à tenir dans chaque cas, les techniques de premiers soins, les divers systèmes de blocage ou d'immobilisation sont également présentés. La question des édentés figure aussi au programme, ainsi que des études concernant l'organisation des services dentaires du front et les services des régions [6 ; 8 ; 11 ; 13 ; 20].
Si le congrès ralentit l'action de la plupart des services de stomatologie en France puisque de nombreux dentistes de garnison y assistent [19], à l'issue du colloque, Villain est unanimement applaudi. Ce congrès connaît un succès considérable [2 ; 7].
Les actes du congrès ont tous été publiés par Georges Villain en 1917. Ils représentent deux tomes, 1 600 pages et 1 100 figures. Villain les publie en moins d'un an sans négliger un instant ses diverses responsabilités [1 ; 20].

Missionné par le gouvernement
Pendant la guerre, il est chargé de missions par Godart, en Angleterre, auprès de la British Dental Association en juin 1916, ensuite en Amérique, à Chicago, au congrès mixte de la Canadian Dental Association et de la National Dental Association des Etats-Unis, en juillet 1918. A la demande de l'American Institut

of Dental Teachers, il assiste à sa réunion qui a lieu à Atlanta en janvier 1919, et fait une série de conférences axées sur les lésions traumatiques de la face, et des maxillaires, dans trente Facultés dentaires des Etats-Unis, et du Canada [9 ; 18 ; 22].
En 1917, il est demandé par l'armée américaine pour faire des cours aux Medical Training Schools de Langres en France et du camp de Greenleaf de Chattanooga aux Etats-Unis. Par la suite, il est de nouveau délégué par le gouvernement français aux Etats-Unis et au Canada en 1919, puis en 1933, à Chicago [9 ; 18 ; 22].

FDN et FDI

Il apparaît parmi les membres de la Fédération dentaire nationale pour la première fois en 1907 et en prend la présidence de 1924 jusqu'à sa mort. De même, il rejoint la Fédération dentaire internationale en 1908 et assiste à partir de cette date à toutes les manifestations de cette société [18]. Sa place y est prépondérante. Il en devient le secrétaire adjoint en 1914, le secrétaire général en 1926. Fortement impliqué dans ses travaux, il est le président du VIIIème Congrès dentaire international tenu à Paris, en 1931. Il a déployé lors de cette grande réunion une activité si formidable que le congrès a été une des plus belles manifestations scientifiques de l'époque. 3 000 congressistes se sont réunis pour l'occasion, qui l'ont acclamé président de la FDI, fonction qu'il occupe jusqu'en 1936 où il en devient président d'honneur. Il en est le troisième président français après Charles Godon, le premier et fondateur, qui l'a présidé deux mandats durant, de 1901 à 1904, puis de 1909 à 1910, et E. Sauvez, de 1907 à 1909 [10]. L'ensemble des rapports et travaux qui y ont été présentés ont fait l'objet de deux gros volumes de plus de 3 000 pages dont Villain a assuré la publication. A l'issue du congrès dont l'organisation s'est révélée remarquable en tous points, lors du repas de gala, une plaquette en bronze lui est remise par l'ensemble des adhérents pour son œuvre remarquable [22].

Villain et le nazisme

Le 28 juillet 1933, lors du congrès annuel de la Fédération dentaire internationale à Edimbourg, Georges Villain, alors son président, prononce un discours tonitruant qui fustige les crimes du régime nazi.

Par son ardeur à défendre la liberté et l'idée de démocratie, affichant ouvertement son souhait d'aider les dentistes juifs allemands en pleine détresse, associé à Maurice Roy, son grand ami, il fait adopter par le comité exécutif de la FDI, une motion déclarant *« Le conseil exécutif de la FDI, dûment rassemblé en session à Edimbourg, le 28 juillet 1933, considérant uniquement la protection des droits acquis par les dentistes du monde entier par leurs diplômes accordés par des autorités compétentes dans leurs pays respectifs, déclare qu'en aucun cas, une question de race, de religion ou de politique ne peut restreindre la liberté et l'exercice de la profession de nos collègues dûment qualifiés. De même, aucune restriction ne peut leur être imposée qui pourrait les pousser à des manquements quant à leurs obligations morales et professionnelles. »* Celle-ci est adoptée à l'unanimité, moins les Allemands qui se retirent de la FDI [10].
Jusqu'à sa mort, il a essayé d'aider, puis de sauver les dentistes juifs du joug hitlérien.

Des honneurs unanimes ...
Membre d'honneur de nombreux congrès étrangers, un grand nombre de sociétés ont tenu à le voir figurer dans leurs membres honoraires : l'Association générale des dentistes de Belgique, la Société odontologique Finlandaise, la Royal Society of Medicine, la Société dentaire de Montréal, la Sociedad Dental de Caracas (Vénézuéla), la Dansk Tandloegeforeing (Danemark), la Société hellénique odonto-stomatologique, la Academia de Estomatologia del Peru, la Sociedad Odontologico de Valapraiso et celle du Chili, la Federacion Dental Mexicana, la Société dentaire nippone, la Kaiserlich Deutsche Leopoldina Akademie der Naturforscher (Allemagne), l'Union des chirurgiens-dentistes de Bulgarie, l'Association des stomatologistes de Lwow (Pologne), l'Association des dentistes autrichiens, [18 ; 22]...
Il est nommé aussi docteur en chirurgie dentaire (honoris causa) et professeur honoraire de l'Université Laval de Montréal, docteur ès sciences (honoris causa) de l'Université de Pennsylvanie, et docteur en droit (honoris causa) de l'Université Loyola de Chicago [22].

... Et des décorations internationales

En outre, il est fait chevalier de la Légion d'honneur en 1923, puis officier en 1936. Il est aussi commandeur de l'Ordre d'Isabelle la Catholique en 1925, chevalier de l'Ordre du Roi Léopold en 1933 et commandeur du Mérite autrichien en 1937 [18].

Des hommages mondiaux lui sont rendus à son décès.

Il décède tragiquement suite à un accident d'automobile à l'âge de 57 ans. A cette heure, il est une des plus importantes figures de la dentisterie française. Il laisse derrière lui, 241 publications en français, en anglais et en allemand. Il a effectué 129 communications en français et en anglais, dans le monde entier. Les hommages commémorant sa mort se multiplient dans le monde entier, dans tous les journaux confraternels et toutes les langues [17 ; 22].

Un buste est inauguré en son honneur le 23 juillet 1939, à l'Ecole dentaire de Paris, au 45, rue de la Tour d'Auvergne, dans le IXème arrondissement de Paris [22].

Aujourd'hui, un prix de la FDI destiné à récompenser certains travaux scientifiques porte encore son nom.

BIBLIOGRAPHIE

[1] ANONYME - Georges Villain, dentiste militaire. In *Le Dentiste Militaire*, mai 1938.

[2] AUGIER S. - *Les chirurgiens-dentistes français aux Armées pendant la Première Guerre mondiale (1914-1918), Organisation d'un service dentaire et stomatologique*. Thèse Doct. Chir. Dent., Lyon I, 1986.

[3] BÉCAVIN G. - De l'utilité du dentiste aux armées. In *Congrès dentaire interallié 1914-1917*, G. Villain (éd.), Paris, 1917, *2*, 1177-1178.

[4] BIBLIOTHÈQUE NATIONALE DE FRANCE - communication personnelle, Paris, 2007.

[5] BIUSANTÉ - http://www.bium.univ-paris5.fr, communication personnelle, Paris, 2008.

[6] BRUSCHERA L. - Les services dentaires aux armées (zone de l'avant). In *Congrès dentaire interallié 1914-1917*, G. Villain (éd.), Paris, 1917, *2*, 1235-1236.

[7] CALIOT V. - *Rôle des chirurgiens-dentistes français aux Armées durant la Première Guerre mondiale (1914-1918)*. Thèse Doct. Chir. Dent., Bordeaux II, 1993.
[8] COUSIN P. - Fonctionnement du service dentaire dans une division d'infanterie. In *Congrès dentaire interallié 1914-1917*, G. Villain (éd.), Paris, 1917, *2*, 1186-1187.
[9] DERANIAN M. - *Miracle Man of the Western Front*, Chandler House Press, 2007.
[10] ENNIS J. - *The Story of the Fédération Dentaire Internationale (1900-1962)*. FDI (ed.), Londres, 1967.
[11] EUDLITZ - Communication du rôle du dentiste à l'avant, ce qu'il pourrait être. In *Congrès dentaire interallié 1914-1917*, G. Villain (éd.), Paris, 1917, *2*, 1327-1330.
[12] FERRET-DUSSART K. - *La chirurgie maxillo-faciale à travers l'histoire*. Glyphe et Biotem (éd.), Collection Société, histoire et médecine, Paris, 2004.
[13] GAIGNON A. - Communication de la pratique dentaire sur le front. In *Congrès dentaire interallié 1914-1917*, G. Villain (éd.), Paris, 1917, *2*, 1305-1310.
[14] KONIECZNY B. - *Le chirurgien-dentiste dans le Service de Santé des Armées françaises durant les guerres modernes*, Thèse Doct. Chir. Dent., Nantes, 1992.
[15] MUSÉE DU SERVICE DE SANTÉ DES ARMÉES DU VAL-DE-GRÂCE, communication personnelle, Paris, 2006.
[16] RIAUD X. - *Première Guerre mondiale et stomatologie : des praticiens d'exception*. L'Harmattan (éd.), Collection Médecine à travers les siècles, Paris, 2008.
[17] RIAUD X. - *Pionniers de la chirurgie maxillo-faciale (1914-1918)*. L'Harmattan (éd.), Collection Médecine à travers les siècles, Paris, 2010.
[18] ROY M. - Georges Villain, sa vie, son œuvre. In *L'Odontologie*, 1938.
[19] SAUTIEUX P. - *Rapport sur le fonctionnement du Centre d'édenté de la Région du Nord*. Boulogne-sur-Mer, décembre 1916.
[20] VILLAIN G.- Rapport « Conclusion ». In *Congrès dentaire interallié 1914-1917*, G. Villain (éd.), Paris, 1917, *2*, 1478-1489.
[21] VILLAIN G. - Les services dentaires de l'Armée et le concours des civils. In *L'Odontologie*, 30/12/1919, 552-558.

[22] VILLAIN G. (MME) - *Georges Villain (1881-1938), In Memoriam*. N°864/1000, Paris, 1947.
[23] ZIMMER M. - Petite histoire de l'Art dentaire du XVIIIème siècle à 1950. In *Actes de la Société française d'histoire de l'art dentaire.* http://www.bium.univ-paris5.fr, Paris, sans date.

Chirurgie maxillo-faciale et Grande Armée
Maxillofacial surgery and Napoleonic Great Army[5]

Résumé

Si l'on s'attarde un instant sur le tableau du Baron général Louis François Lejeune intitulé La bataille de la Moskova peint en 1822, on remarque dans un angle un homme debout, les cheveux bruns, en uniforme en train de panser le visage d'un blessé. Si l'on regarde plus attentivement, on identifie sans peine le chirurgien en train d'officier qui n'est autre que Dominique Larrey, chirurgien en chef de la Grande Armée en 1812. Hasard ou coïncidence? Hasard: Le 7 septembre 1812, au petit matin, le général Morand, qui commande la 1ère division d'infanterie du corps de Davout, a sa mâchoire fracassée par un éclat d'obus. C'est effectivement Larrey qui le soigne, mais le général poursuivra son commandement tout au long de la retraite de Russie exclusivement par gestes. Coïncidence: Ce sont les préceptes préconisés par Dominique Larrey qui seront, autant que faire se peut, appliqués aux "Gueules cassées" de la Grande Armée. Quels sont-ils ?

MOTS-CLÉS : CHIRURGIE MAXILLO-FACIALE, HISTOIRE, NAPOLÉON, GRANDE ARMÉE.

---

[5] Académie nationale de chirurgie, Paris, séance ordinaire du 29 juin 2016, *« Chirurgie maxillo-faciale et Grande Armée »*, vidéoconférence http://www.academie-chirurgie.fr.
Riaud Xavier, « Chirurgie maxillo-faciale et Grande Armée », in *e-mémoires de l'Académie nationale de chirurgie*, 2016; 15(4): 53-58.

Summary
For a minute if you dwell upon Baron General Louis François Lejeune's painting titled the Battle of Moskova painted in 1822, we can notice a man standing in the corner of the canvas. The man in uniform has brown hair and is dressing an injured man's face. If we look carefully, we can easily identify that this man who is practicing surgery is none other than Dominique Larrey, the chief surgeon of Napoleon's Grande Armée in 1812. Luck or coincidence? Luck: On September 7th 1812, in the morning, General Morand, who commanded the 1st Infantry Division of Davout's corps, had his jaw crushed by shrapnel. Larrey treated him but the general continued to command with gestures throughout the retreat from Russia. Coincidence: Dominique Larrey's recommended guidelines would be applied to the Grande Armée's "broken faces" as much as possible. What were they?
KEYWORDS : MAXILLOFACIAL SURGERY, HISTORY, NAPOLEON, GREAT ARMY.

Introduction.
Si l'on s'attarde un instant sur le tableau du Baron général Louis François Lejeune intitulé La bataille de la Moskova peint en 1822, on remarque dans un angle un homme debout, les cheveux bruns, en uniforme en train de panser le visage d'un blessé. Si l'on regarde plus attentivement, on identifie sans peine le chirurgien en train d'officier qui n'est autre que Dominique Larrey, chirurgien en chef de la Grande Armée en 1812. Larrey, chirurgien en chef de la Garde, panse le général Morand, dont la mâchoire vient d'être fracassée par un éclat d'obus. Sa lèvre inférieure et son menton sont lacérés. Celui-ci commandait la 1ère division d'infanterie du corps de Davout. L'événement a dû se produire entre 10 heures et 11 heures du matin, lors de l'assaut mené par Bonnamy qui sera tué. Le tableau représente l'assaut lancé vers 15 heures. Larrey officie déjà depuis longtemps. Ceci est une libre interprétation du peintre [3]. Grièvement blessé à la mâchoire lors de la bataille de la Moskova, Morand devra commander par gestes pendant toute la retraite [2]. Larrey se

souvient de son intervention : « *Je simplifiai cette blessure grave, je fis l'extraction des fragments osseux détachés de la mâchoire, et je pratiquai plusieurs points de suture qui rétablirent les formes normales du visage et prévinrent la difformité* [18]. »

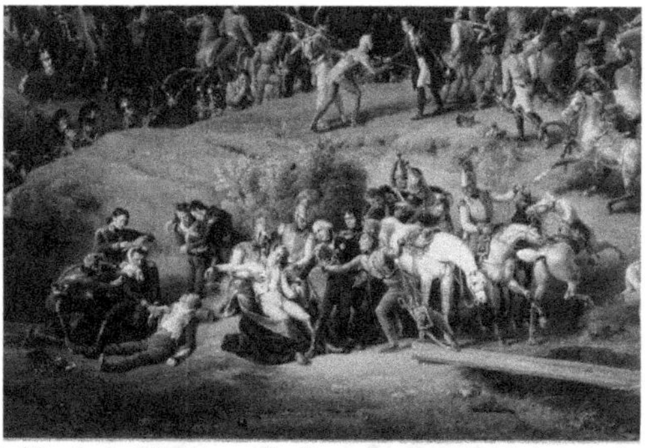

Fig. 1 : « Bataille de la Moskova, le 7 septembre 1812 (seconde attaque de la grande Redoute) » par Louis François Lejeune (1775-1848) en 1822 [1].

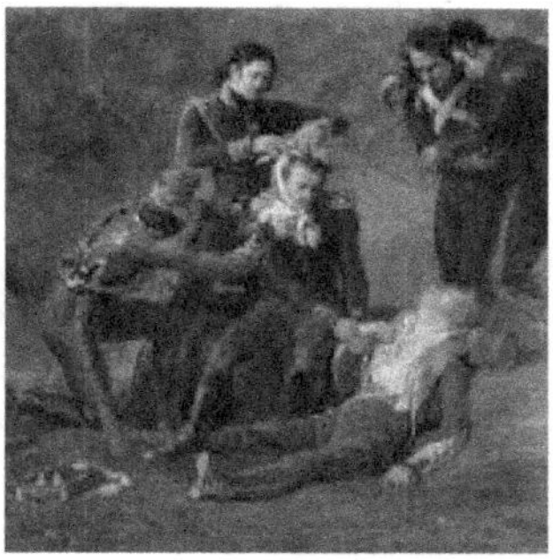

Fig. 2 : Gros plan de l'angle droit du tableau intitulé « Bataille de la Moskova, le 7 septembre 1812 (seconde attaque de la grande Redoute) » par Louis François Lejeune (1775-1848) en 1822 [1].

Brièvement, qui est Dominique Larrey ?...

Dominique Larrey (1766-1842) a été présent lors de toutes les campagnes de la Grande Armée : soit 25 campagnes, 200 affrontements, 40 batailles. Il a été blessé à six reprises au feu. Chirurgien en chef de la Garde impériale en 1804, il est fait officier de la Légion d'honneur en 1804. Il est nommé à la fonction d'inspecteur général du Service de santé en 1805. A la bataille d'Eylau, en 1807, il effectue 800 amputations en 3 jours. Napoléon le fait baron d'Empire en 1809 sur le champ de bataille de Wagram. Succédant à Heurteloup, il est nommé chirurgien en chef de la Grande Armée en 1812 [18]. Admiratif, Napoléon dit de lui à Sainte-Hélène: *« C'est l'homme le plus vertueux que j'aie connu. Il a laissé dans mon esprit l'idée du véritable homme de bien »* De même, Wellington, général en chef de l'armée britannique, à Waterloo (1815), s'exclame en l'apercevant : *« Je salue l'honneur et la loyauté qui passent. »* Il fait arrêter le feu de ses soldats en apercevant Larrey [7 ; 20 ; 22].

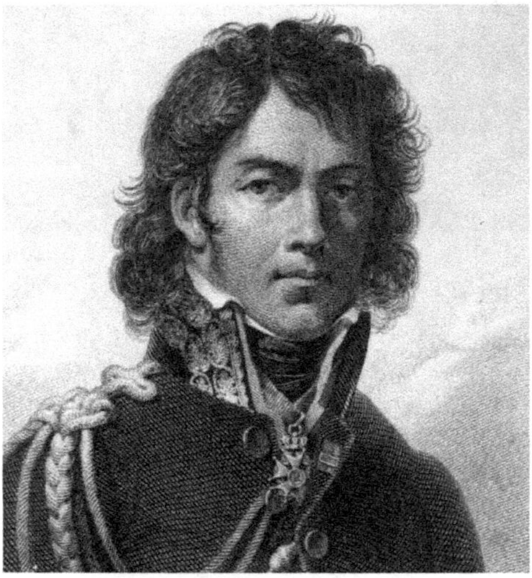

Fig. 3 : Dominique Jean Larrey (1766-1842) [4].

Quels sont les aménagements médicaux prodigués par Larrey avec une influence directe sur la chirurgie maxillo-faciale ?

En 1793, notre chirurgien invente 3 types d'aiguilles à suturer les plaies du cou et de la face qui lui valent de recevoir la médaille d'or de l'Académie de chirurgie. A partir de cette année, il est présent sur tous les champs de bataille au milieu des soldats. Extrêmement rigoureux en matière d'hygiène, il se frictionne tous les jours le corps d'eau vinaigrée. En 1794, de retour à Paris, son système d'ambulances volantes est unanimement salué par la Comité de salut public [14 ; 16].

En 1795, il devient professeur à l'Ecole de santé du Val-de-Grâce où il enseigne l'anatomie et la médecine opératoire (Gourdol

(2010) affirme qu'il s'agit d'anatomie et de chirurgie militaire, et qu'il est le premier nommé à cette nouvelle chaire).

En 1801, alors qu'Alexandrie est assiégée par les Britanniques, une épidémie de scorbut apparaît. Les mesures alimentaires et hygiéniques préconisées par Larrey ont raison de tous les symptômes. Il déplore très peu de morts en définitive [18].

En 1805, il visite les hôpitaux de Vienne et met en place des mesures d'hygiène très strictes pour éradiquer toute épidémie [18].

En 1806, à Iéna, Larrey instaure la sélection des blessés en fonction de la gravité de leur état [14 ; 16].

A Wagram, en 1809, il utilise le froid pour anesthésier ses blessés et entreprend de les évacuer aussitôt que possible pour éviter les infections de leurs plaies [18]. Il opère 1 200 blessés, effectue 300 amputations et n'enregistre que 45 décès.

« C'est à Larrey que revient le mérite d'avoir érigé en système, le principe de tri et du classement des blessés par ordre d'urgence lors de leur arrivée massive [18]... *»*, classement toujours en vigueur au XXe siècle, au cours des deux conflits mondiaux notamment.

Quels préceptes de chirurgie maxillo-faciale ?

Ce sont les préceptes préconisés par Dominique Larrey qui seront, autant que faire se peut, appliqués aux blessés de la face de la Grande Armée.

- Pour toute plaie de la face, quelle que soit son étendue, Larrey (1812) préconise une *« suture immédiate. » « La suture immédiate permet de rapprocher les berges de la plaie plus facilement, surtout au niveau de la face et de limiter ainsi les difformités* [8]. *»*

En cas de délabrement important au niveau de la face avec une perte conséquente des parties molles, Larrey effectue une suture en enroulant le fil en 8 autour d'une aiguille traversant de part en part les deux berges de la plaie, ce qui garantit une plus grande solidité de la suture [8].

*« Pendant la campagne d'Egypte, M***, aide de camp du général Verdier, fut atteint à la bouche d'un coup de pistolet qui lui emporta toute la joue gauche, depuis la commissure des lèvres jusqu'au masséter, en sorte que les deux arcades*

alvéolaires, la langue et une portion de ses muscles furent mis à découvert. Les bords de la plaie étaient renversés et noirâtres ; l'officier éprouvait de vives douleurs. Je me hâtai de rafraîchir les lambeaux, et de régulariser la plaie pour en mettre les lèvres en contact parfait, et je les fixai par neuf points de suture entrecoupée, soutenus par un bandage approprié. Le blessé fut mis à la diète et à l'usage des rafraîchissants qui prévinrent la fièvre et les autres accidents. Le traitement ne dura que dix-sept jours, et il y eut très peu de difformités [10]. *»*

- Selon Karine Ferret-Dussart [8], en cas de fracture au niveau de la face, Larrey prend le temps d'enlever patiemment toutes les esquilles osseuses. Puis, il réduit la fracture. Enfin, à l'aide de ligatures dentaires réalisées grâce à des fils d'or ou de platine, ou par l'entremise d'une gouttière intra-buccale et d'une mentonnière, il immobilise la mâchoire. Malheureusement, cette technique est peu payée de succès, puisque les séquelles sont récurrentes [8 ; 10].
- Karine Ferret-Dussart [8] ajoute : *« Pour les plaies peu étendues, Larrey suture la plaie et met en place une sonde de gomme élastique pour modeler les narines. La rhinopoïèse par lambeau de voisinage est pratiquée avec succès par Larrey dès 1820. »*

A la lecture du témoignage de Larrey, la maîtrise de la technique semble évidente et le résultat, probant. Larrey est sûr de lui, pragmatique et technique.

« Un de mes anciens élèves et de mes dignes compagnons d'Egypte, M. le docteur Zink, chirurgien-major à l'hôpital de Givet, m'adressa, à la fin de l'année 1820, un sous-officier de la légion d'Aude, affligé d'une difformité horrible et d'un aspect insupportable, provenant d'un coup de feu que cet infortuné s'était donné dans un accès de mélancolie, dix-huit mois auparavant [11].

(...) Toute la portion palatine des os maxillaires comprise entre les dents canines supérieures fut emportée ; les portions labyrinthiques du nez, ses os propres, et les cartilages de cette éminence furent détruits ou expulsés. Les deux ailes du nez étaient rétroversées en dehors et en arrière ; la sous-cloison faisait partie de la narine gauche.

Cette blessure fut pansée comme toutes les plaies d'armes à feu, c'est-à-dire avec les émollients et un appareil simplement contentif ; elle a parcouru les périodes de la suppuration et de la détersion jusqu'à la guérison sans nul accident. La cicatrice s'est opérée spontanément dans l'état d'écartement et de renversement des bords frangés. Ces bords ont contracté une adhérence intime avec la surface extérieure des apophyses montantes des maxillaires, de manière à produire au niveau du visage une échancrure très irrégulière, rouge, caverneuse, et d'un aspect repoussant. Ce sujet était privé de l'odorat, très gêné dans la mastication et dans l'exercice de la parole ; à peine pouvait-il articuler les mots les plus simples.

Tel était l'état d'esprit de ce sergent lorsqu'il se présenta à l'hôpital de la garde royale, en décembre 1820. (...) Je l'examinai avec soin, je projetai un mode d'opération que je communiquai aux personnes qui suivaient ma visite, et sans perdre de temps, je mis ce plan opératoire à exécution.

Assisté du docteur Ribes (...), et le sujet assis sur une chaise, je commençai par détacher les bords tégumenteux et adhérents dans tout le pourtour de cette horrible plaie ou échancrure ; j'en poursuivis la dissection à plusieurs lignes d'étendue, vers les pommettes, sur la surface des os maxillaires, afin d'avoir une assez grande étendue de peau pour franchir l'espace compris entre les bords de cette division, et pour en obtenir la réunion lorsqu'ils seraient mis en contact [11]. *Je détachai ensuite les adhérences que les deux divisions des ailes du nez et de la lèvre supérieure avaient contractées avec les bords de l'échancrure palatine. Cette dissection fut longue et difficile. Après avoir isolé toutes les parties molles qui appartenaient jadis au nez, j'en rafraîchis les bords à l'aide de ciseaux évidés, avec l'intention de donner à chaque coupe la forme qu'elle devait avoir pour affronter exactement et d'une manière uniforme. Cette dissection finie, je fis trois points de suture provisoires : le premier, au milieu de la côte du nez ; le second, au sommet de cette éminence et vers la sous-cloison des narines que j'avais eu soin de conserver ; le troisième, aux deux bords de la lèvre supérieure. Je réunis ensuite et maintins rapprochées les parties molles de tout le dos du nez, au moyen d'une suture enchevillée, composée de six anses de fil, à l'effet de ramener de loin les portions de peau qui devaient servir à former cet organe, et de prévenir la déchirure qui aurait lieu si j'avais employé la suture entrecoupée. Enfin, j'adaptai les bords de la lèvre réséqués et détachés de la mâchoire au moyen d'une suture entortillée, faite avec deux aiguilles d'or, tranchantes à leurs extrémités. Cette opération faite, j'appliquai un bandage contentif, unissant, garni de compresses graduées, pour protéger les points des diverses sutures, et pour en seconder les effets. L'opéré fut mis à la diète, à l'usage des boissons rafraîchissantes, mucilagineuses et antispasmodiques (...). Au neuvième jour de l'opération, je levai l'appareil, et je trouvai, à ma grande surprise, tous les bords couturés, parfaitement réunis et cicatrisés ; cependant, je laissai les chevilles et les épingles en place jusqu'au quinzième jour, époque où ces derniers moyens d'union furent totalement enlevés. La cicatrisation était exacte, uniforme, linéaire, et l'on voyait évidemment qu'elle ne s'était opérée que par la communication et l'adhésion naturelle des vaisseaux des bords de cette énorme plaie. Il est impossible de découvrir dans les interstices la moindre parcelle de substance gélatineuse étrangère à ces vaisseaux. Enfin, la cicatrice est parfaite, et le nez a repris une conformation assez régulière et telle que la physionomie du sujet n'offre plus rien de pénible à la vue. La parole, la prononciation et la mastication se sont perfectionnées ; l'écartement considérable qui existait aux os maxillaires et dans les parois des fosses nasales s'est déjà considérablement resserré ; et ce rapprochement augmentera sans doute par la suite, en sorte que les traits de la face deviendront de plus en plus réguliers* [11]. »

Maîtrise-t-on une technique chirurgicale qu'on utilise pour la première fois ? Peut-on faire un compte-rendu aussi détaillé et aussi précis après une première intervention de ce type ? J'en doute fort. Je suis au contraire convaincu que Larrey, à l'heure où il écrit ces quelques lignes, a déjà accompli de multiples interventions de reconstruction de la face, ses fonctions obligent, avec des procédés similaires et des pourcentages de réussite très élevés. C'est la raison pour laquelle j'ai tenu à faire figurer un témoignage datant de 1820 alors que l'Empire s'est effondré en 1815. Bien que rien ne l'atteste avec certitude, il est fort vraisemblable que Larrey employait ces techniques sur les champs de batailles des guerres napoléoniennes.

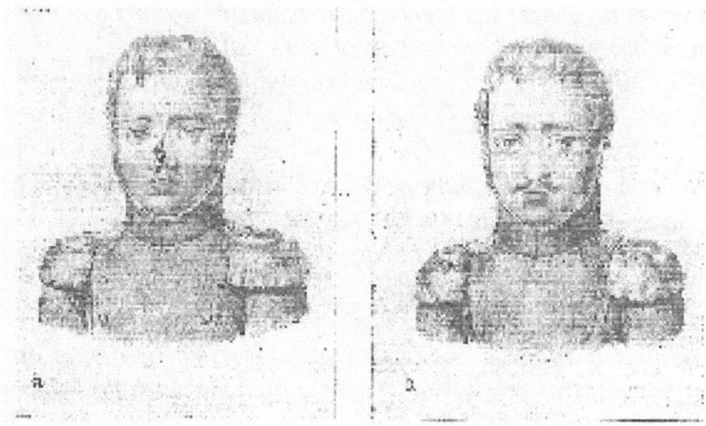

Fig. 4 : Rhinoplastie par la méthode de Dominique Larrey (avant (a)-après (b)) [19].

Voici brièvement des recommandations chirurgicales en cas de blessure de la face [10 ; 18] :

Blessures à la tête et au cou >> Usage du trépan.

Blessures ouvertes de la face >> Sutures immédiates (fermeture de la plaie le plus vite possible).

Pas d'anesthésie >> Rapidité opératoire et dextérité du chirurgien, 2 verres de gnôle (parfois), du laudanum (cas exceptionnel).

Fièvre >> 1 verre de rhum, du jus de 2 citrons avec 1 cuillerée de sel et de poivre. Quinquina parfois en fonction de l'approvisionnement (provenance : Amérique).

Autre cas.

*« Pendant la campagne d'Egypte, M***, aide de camp du général Verdier, fut atteint à la bouche d'un coup de pistolet qui lui emporta toute la joue gauche, depuis la commissure des lèvres jusqu'au masséter, en sorte que les deux arcades alvéolaires, la langue et une portion de ses muscles furent mis à découvert. Les bords de la plaie étaient renversés et noirâtres ; l'officier éprouvait de vives douleurs. Je me hâtai de rafraîchir les lambeaux, et de régulariser la plaie pour en mettre les lèvres*

en contact parfait, et je les fixai par neuf points de suture entrecoupée, soutenus par un bandage approprié. Le blessé fut mis à la diète et à l'usage des rafraîchissants qui prévinrent la fièvre et les autres accidents. Le traitement ne dura que dix-sept jours, et il y eut très peu de difformités [10]. »
Le 26 juillet 1812, « *Un colonel russe, un des premiers portés à l'hôpital avait reçu de l'un de nos cavaliers un coup de sabre qui lui avait coupé le nez à la base dans toute sa longueur. On voyait d'une part toute l'étendue des fosses nasales et de la cavité de la bouche, sans arcade alvéolaire, de l'autre le lambeau de la totalité du nez, de la lèvre supérieure et de la voûte palatine, renversé sur le menton* [18]. »
Le chirurgien ajoute : « *J'eus quelque peine à enlever des caillots de sang qui remplissaient les fosses nasales et que la poussière avait rendus concrets. Je détachai ensuite la portion de la voûte palatine qui tenait au lambeau. Elle se composait de la moitié antérieure de l'arcade alvéolaire supérieure. Elle avait été séparée du reste de la mâchoire, d'un côté entre la canine et la première molaire, et de l'autre, entre les deux premières molaires. Je détachai aussi du lambeau plusieurs portions des os propres du nez et des apophyses montantes des os maxillaires. Je remis en rapport le nez et la lèvre et je procédai à leur réunion par la suture entrecoupée, commençant par la racine du nez, et descendant successivement sur ses deux côtés, dont les bords furent réunis par dix points parallèles de suture* [18]. »
Larrey enfin termine : « *Un linge fin, trempé dans l'eau salée, fut appliqué sur toute l'étendue du triangle qui indiquait la plaie. J'introduisis dans les narines deux portions de grosses sondes de gomme élastique, pour en conserver la forme et le diamètre. Elles furent assujetties à l'extérieur au moyen d'un cordonnet de fil que j'avais passé à leur extrémité antérieure. Des compresses graduées furent placées sur les côtés du nez et un bandage contentif termina l'appareil. J'eus la satisfaction d'apprendre à mon retour de Moscou que cet officier supérieur était parfaitement guéri et sans nulle difformité* [18]. »

Personnalités du Premier Empire blessées à la face.

En 1793, à Lauterbourg, une balle traverse les deux joues du général Desaix. Ne pouvant plus parler, c'est avec des gestes

qu'il poursuit son commandement auprès de ses hommes au bord de la débandade. Il ne quitte le champ de bataille pour se faire panser qu'une fois, ses soldats tous ralliés à ses ordres. Son visage est dit « *couturé de cicatrices, (...) raccommodé à la hâte par des chirurgiens de fortune* » [6].
Lors du siège de Saint-Jean-d'Acre, le 1er avril 1799, le général Pierre Devaux (1762-1819) reçoit une balle dans le visage. A ce propos, Larrey écrit : « *Le général baron Devaux reçut à l'un des assauts de Saint Jean d'Acre un coup de feu à la face, lequel fut suivi de fracas aux deux mâchoires et de la perte de plusieurs dents. Je le pansai à mon ambulance de la tranchée avec un si grand succès que, lorsque cette plaie fut guérie, il n'y avait presque point de difformité et le général put continuer son service actif* [12 ; 15]. »
A la bataille d'Aboukir, le 25 juillet 1799, en capturant le pacha Mustapha, Joachim Murat reçoit une balle qui lui traverse la mâchoire de part en part. Par chance, la langue n'est pas atteinte : il avait la bouche ouverte à ce moment-là. « *C'est la première fois qu'il l'a ouverte à propos* », commente son chef. Dans une lettre à son père du 28 juillet, Murat évoque cette blessure : « *Vous saurez qu'un Turc, (...), m'a fait la gentillesse de me traverser la mâchoire d'un coup de pistolet. C'est vraiment un coup unique et extrêmement heureux, car la balle qui est entrée par un côté, à côté de l'oreille, est sortie directement à côté de l'autre, n'a offensé ni mâchoire, ni langue, ni cassé aucune dent. On m'assure que je ne serai nullement défiguré. (...) On me fait espérer que, dans quinze jours, je serai parfaitement en état de reparaître en campagne* [23]. » Cette blessure ne laissera pas trop de traces, mais il est possible qu'elle ait été encore visible lors du portrait de Wicar (1808). On y voit un col remonté très haut. Mais, une autre blessure l'affecte davantage. En 1803, à Milan, un accident de chasse ou un exercice de tir ayant mal tourné à cause d'une arme défectueuse, ou mal nettoyée, lui paralyse la lèvre supérieure. « *Un certificat médical établi par le médecin de garnison fait état d'une paralysie de la lèvre supérieure du général à la suite d'un coup de feu reçu par celui-ci* [9]. »

Malheureusement…

« Enfin, je vis venir un dragon qui me donna des nouvelles plus précises et meilleures ; (...) le malheureux avait reçu, dans la mêlée, une affreuse blessure d'un coup de sabre : un cavalier anglais lui avait fendu la joue, qui lui retombait sur l'épaule (...) [5]. *»* Les hussards se laissaient pousser des nattes de cheveux le long des joues en guise de protection contre les coups de sabre.

Nous avons vu les préceptes de chirurgie maxillo-faciale recommandés par Dominique Larrey, mais tous les soldats n'ont pu en bénéficier et n'ont reçu que des soins très primaires.

Le 18 octobre 1812, à la bataille de Winkowo, le lieutenant Danel du 9ème hussard est grièvement blessé au visage. *« (...) je tombai atteint d'un coup de pistolet tiré à bout portant. Le projectile me frappa immédiatement au-dessous de la pommette de la joue droite, m'emporta tout le bord supérieur alvéolaire et les dents qui, dans leur trajet, labourèrent ma langue et la déchirèrent en plusieurs parties. L'os maxillaire fut également touché, d'où s'ensuivit la perforation du palais* [5]. *» « J'éprouvai une douleur sourde avec tintement et un fort engourdissement. »* C'est le colonel du régiment qui le fait emmener à l'ambulance la plus proche. *« (...) ma figure ensanglantée avait un aspect étrangement effrayant. Le sang coulait à partir de l'ouverture de la balle jusqu'à sa sortie par la joue opposée où pendait une partie du bord alvéolaire supérieur dont les dents ayant déchiré la joue gauche en trois ou quatre endroits donnaient à penser que ma figure était partagée en deux ! Je voulus parler, je ne pus articuler aucun son... »* Le chirurgien-major Cuynat est un ami. Il le rassure aussitôt : *« C'est grave sans doute, mon ami, mais mortel, non ! Les blessures de tête se guérissent promptement (...). » « Le premier appareil posé, on me dirigea sur le village de Winkowo. (...) Trois heures depuis mon pansement s'étaient à peine écoulées, que mes joues se gonflèrent à un tel point que bientôt je ne pus plus faire jouer mes paupières et ma vue fut totalement interceptée ! J'étais muet et aveugle* [5]*! »* Avec d'autres blessés, Danel est acheminé vers Moscou. *« Quant à moi, sous la puissance d'une fièvre de suppuration provenant de mes blessures du palais et de la langue, suppuration que je ne pouvais rejeter par l'expectoration, par l'impossibilité de remuer la langue et d'en frapper le palais, j'en vivais donc en* *partie, ne prenant de temps à autre que de l'eau sucrée* [5]. » Mis entre les mains d'officiers de santé, *« on leva les bandes qui m'entouraient la tête depuis plus de quatre jours, on nettoya mes blessures et tout marcha convenablement pendant quelques jours. Mes joues se dégonflèrent et me permirent de rouvrir les yeux* [5]... » Moscou brûle. La retraite s'organise. A l'aide d'une théière, Danel ingurgite une bouillie en plaçant le col directement dans la gorge, sa perforation au palais l'empêchant de conserver aucun liquide dans sa bouche. Cet état durera près de six mois. Pendant cette retraite, le froid est si saisissant qu'il *« fait de nouveau gonfler mes joues, je redevins aveugle. »* Le temps s'adoucissant, les *« tumeurs de mes joues »* se ramollissent et Danel peut ouvrir les yeux. *« Après Smolensk, M. Eve, chirurgien en chef du corps d'armée, me fit des incisions sous les yeux qui, donnant passage à une grande quantité de sérosités et de matières, me permirent d'ouvrir presqu'entièrement les yeux. (...) Déjà ma langue pouvait frapper le palais et je commençai à parler, mais d'une manière inintelligible* [5]. » Le lieutenant Danel a survécu à la Bérézina, au Premier Empire et aux Cent-Jours pour ne décéder qu'en 1854.

Autre exemple rapporté par Jean-François Lemaire (1999). *« L'espoir de retrouver quelques-uns de mes amis me fit visiter les nombreux hôpitaux de Leipzig. Quels hôpitaux, grand Dieu ! Des églises, des magasins, des écuries, des galetas vides, un lit de paille hachée étendue sur le pavé ; et par là-dessus des corps humains couchés l'un contre l'autre, les uns morts de la veille, les autres agonisants. Ceux-ci gémissant, ceux-là criant qu'on les débarrasse du voisinage d'un cadavre, tous ces malheureux couverts de sang, la tête et les membres entourés de sales chiffons, quelques chirurgiens fort rares* [15]... »

Pas d'asepsie. Pathologies ou blessures mélangées sans classement, ni discernement. Nous sommes là bien loin des préceptes de Dominique Larrey...

Un mot de dentisterie.

Il n'y a pas de dentiste au sein de l'armée napoléonienne. Ce sont donc les chirurgiens militaires qui se chargent de la chirurgie dentaire sur le front [13]. Les traitements ne se résument qu'à des extractions dentaires [21].

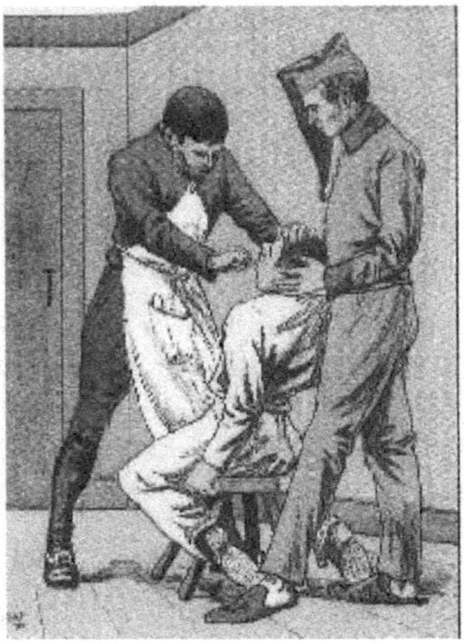

Fig. 5 : Elève chirurgien et chirurgien en tenue en cours d'opération dentaire en 1805 [19].

Références bibliographiques :

1- Agence photographique Réunion des Musées Nationaux, Grand Palais (Château de Versailles), photo Daniel Arnaudet/JeanSchormans, Paris, 2016.

2- Allégret Marc, « Morand Charles Antoine Louis Alexis (1771-1835), général, comte d'Empire », in *Revue du Souvenir napoléonien*, décembre 2005-janvier 2006, 462; 75-76.

3- Benoît Jérémie, « La bataille de la Moskova par le général baron Lejeune », in *Revue du Souvenir napoléonien*, décembre 2004, 455-456: 45-54.

4- Bibliothèque interuniversitaire de Santé (BIUS), communication personnelle, Paris, 2010.

5- Bourachot Christophe, *Les hommes de Napoléon – Témoignages (1805-1815)*, Omnibus (éd.), Paris, 2011.

6- desaix.unblog.fr, « Desaix », 2008.

7- Gourdol Jean-Yves, « Baron Dominique Larrey (1766-1842), chirurgien militaire français, baron d'Empire », in *http://www.medarus.org*, 2010, pp. 1-16.

8- Ferret-Dussart Karine, *La chirurgie maxillo-faciale à travers l'histoire*, Glyphe (éd.), Paris, 2004.

9- Haegele Vincent, *Murat*, Perrin (éd.), Paris, 2015.

10- Larrey D. J., *Mémoires de Chirurgie Militaire et Campagnes*, Tome II, Paris, 1812.
11- Larrey D. J., *Clinique chirurgicale exercée particulièrement dans les camps et les hôpitaux militaires depuis 1792 jusqu'en 1829*, 5 vol., Paris, Baillière (éd.), 1829-1836.
12- Larrey D. J., *Relation médicale de campagne et voyages de 1815 à 1840*, Baillière (éd.), Paris, 1841.
13- Lecomte O. & Tristan D., « Les praticiens des armées dans l'histoire de l'art dentaire », in *Médecine et armées*, 2010 ; 38 (5) : 469-476.
14- Lemaire Jean-François, *Napoléon et la médecine*, François Bourin (éd.), Paris, 1992.
15- Lemaire Jean-François, *Les blessés dans les armées napoléoniennes*, Lettrage Distribution, Paris, 1999.
16- Lemaire Jean-François, *La médecine napoléonienne*, Nouveau Monde/Fondation Napoléon (éd.), Paris, 2003.
17- Long François-Xavier, « Les blessés de la face durant la Grande Guerre : les origines de la chirurgie maxillo-faciale », in *Revue d'Histoire des sciences médicales*, 2002 ; 36 (2) : 175-183.
18- Marchioni J., *Place à Monsieur Larrey, chirurgien de la Garde impériale*, Actes Sud (éd.), Arles, 2003.
19- Musée du service de santé des armées, communication personnelle, Paris, 2004 et 2016.
20- Riaud Xavier, *Napoléon Ier et ses médecins*, L'Harmattan (éd.), Collection Médecine à travers les siècles, Paris, 2012.
21- Riaud Xavier, *Napoléon Ier et ses dentistes*, L'Harmattan (éd.), Collection Médecine à travers les siècles, Paris, 2016.
22- Soubiran André, *Le Baron Larrey, chirurgien de Napoléon*, Fayard (éd.), Paris, 1966.
23- Tulard Jean, *Murat*, Fayard (éd.), Paris, 2016.

Une histoire de l'odontologie vétérinaire
History of veterinary dentistry[6]

RÉSUMÉ :
Aujourd'hui, l'histoire de la chirurgie dentaire chez l'homme est bien documentée. Qu'en est-il de la chirurgie dentaire chez les animaux ? Quid de ses acteurs et de ses techniques ? Si des soins dentaires ont été découverts dans la Préhistoire, qu'en est-il de ceux chez les animaux ? Autant de questions qui méritent indéniablement une réponse.
Mots-clés : Histoire, Odontologie, Science vétérinaire.

SUMMARY :
Nowadays, the history of dental surgery on human subjects is broadly well-known. What about the history of dental surgery on animals? What about its players and techniques? During Prehistory, dental care was discovered, what about that of animals? These are interesting questions to explore.
Keywords : History, Odontology, Veterinary science.

INTRODUCTION

A l'aide d'archives, de témoignages et de travaux multiséculaires, un portrait-robot non exhaustif de l'histoire de la dentisterie vétérinaire a pu être dressé. Ce faisant, ses innovations de l'Antiquité à nos jours, de même que ses acteurs principaux, ont pu être ainsi mis en évidence. La domestication du cheval a entraîné la permanence des soins, l'homme ayant rapidement

---

[6] Académie vétérinaire de France, Paris, 22 juin 2017, « *Histoire de la dentisterie vétérinaire* ».
Riaud Xavier, « Une histoire de l'Odontologie vétérinaire », in *Bulletin Académie Vétérinaire de France*, Juillet 2017; 170 (4): 1-7.

compris qu'il fallait prendre soin de son animal et le maintenir en bonne santé. Aussi, ce dernier s'est-il toujours évertué à chercher des moyens, des techniques pour soulager et guérir les animaux qui l'accompagnent. Pour cela, il a fabriqué des instruments. L'engouement que connaît la dentisterie vétérinaire depuis l'Antiquité ne prend pourtant un envol véritable que sur la deuxième partie du XXe siècle : création d'écoles, de diplômes et obtention d'un statut délivré, en France, par le ministère de l'Agriculture en 2011. Entre ces deux périodes, il aura fallu des siècles de réflexion pour qu'aboutisse une idée fondamentale : soigner et guérir un animal de ses problèmes dentaires pour améliorer son bien-être, et donc ses performances sportives, agricoles, etc.

ANTIQUITÉ

Dans l'Égypte antique, les sculptures, bas-reliefs et papyrus datés d'environ 1500 ans avant J.-C. donnent la représentation d'individus procédant à des examens de la cavité buccale chez des volailles et du bétail. Le cheval y apparaît sous la XV et la XVIe dynastie (-1650 à -1550 avant J.-C.), apporté par des envahisseurs venus du Moyen-Orient. Il est représenté tirant un char de combat ou de chasse.

Selon Giffroy (2007), « La sédentarisation, l'apparition des premiers villages, la conservation des grains en silos, la domestication des végétaux (céréales) et l'invention de la céramique ont été suivies par la domestication des petits ruminants et du porc (entre 7 500 et 7 000 avant J.-C.), puis des bovins (6 500 avant J.-C.). » Le chien, quant à lui, aurait été domestiqué aux environs de 12 000 ans av. J.-C (Giffroy, 2007).

En Asie, la domestication du cheval commence après celle des autres espèces domestiques. Elle pourrait dater de la fin du Paléolithique supérieur, soit 8000 ans avant notre ère. La première preuve archéologique remonterait à 3500 av. J.-C., dans les steppes du Kazakhstan (Debard, 2013).

En estimant l'âge des chevaux par l'examen de leurs dents, les Chinois sont capables de leur donner une valeur marchande. Le limage des dents est un procédé usuel qui permet de tromper l'acheteur.

Le plus ancien traité d'équitation s'intitule *L'Art de soigner et d'entraîner des chevaux*. Découvert en 1906, à Hattusha, près d'Ankara en Turquie, il a été écrit par le maître écuyer Kikkuli, 1500 ans avant notre ère. Cet opus développe bien évidemment l'art de monter à cheval, mais il explique également comment bien prendre soin d'un cheval (Debard, 2013).
En Grèce, de -430 à -354 avant J.-C., Xenophon, un disciple de Socrate, écrit un livre référence intitulé *Équitation*. Il s'agit du premier livre sur le dressage du cheval. Il y est notamment fait mention d'un appareil dénommé *machina* en latin. Il s'agit en fait d'un écarteur buccal utilisé pour donner des breuvages médicamenteux ou pour désobstruer l'œsophage en cas d'obstruction. *L'art vétérinaire, étude des chevaux* (430 av. J.-C.) par Simon d'Athènes ou encore *L'histoire des animaux* d'Aristote (333 av. J.-C.) renseignent sur l'âge des chevaux par l'étude de leur denture. Simon s'intéresse à l'âge d'éruption des dents et Aristote, à la maladie parodontale. La dentisterie équine est également évoquée dans *Hippiatrica*, compilation byzantine de textes grecs anciens, parue au Ve et VIe siècle ap. J.-C., entièrement consacrée à la médecine vétérinaire des chevaux.
En 400 ap. J.-C., un écrivain romain, Chiron, se préoccupe de la médecine vétérinaire et publie de nombreux ouvrages sur la question : son Livre VI contient des données sur les tumeurs de la mâchoire, la pathologie dentaire et les techniques de réduction des fractures de la mandibule. Le Livre VII étudie avec beaucoup de pertinence la dentition du cheval. *L'Art vétérinaire* de Végèce, autre écrivain romain, paraît entre 450 et 500 ans ap. J.-C. Végèce décrit l'âge des chevaux par leur denture et, pour une des premières fois, la maladie parodontale. S'inspirant fortement des écrits d'Apsyrtus (333), chef vétérinaire de l'armée d'Alexandre le Grand, il est cependant considéré, encore aujourd'hui, comme la référence en matière de science vétérinaire de l'Antiquité. Ses travaux ont été traduits et imprimés en 1528. Il est un des premiers auteurs sur le sujet à l'avoir été (Laignel-Lavastine, 1936-1938-1949).

Moyen Âge

L'emploi du cheval à des fins militaires s'accentue tout particulièrement. Le monde arabe considère *Hippiatrica* avec le plus grand intérêt. Ibn al Awam, de Séville, rédige un manuscrit, vers l'an 1000, présentant un chapitre entièrement dévolu à la dentition des chevaux. Abû Bakr ibn Badr, vers 1200, s'illustre avec *Le Nâçerî* qui renferme un chapitre complet sur la dentition et les soins dentaires. Il présente aussi le dessin d'un écarteur de bouche pour les extractions et d'éventuels limages des molaires. Hassan Ibn al Ahnaf réalise des croquis dans un texte paru en 1209, représentant des extractions dentaires avec des forceps (Debard, 2013).

En Espagne, conquise par les Maures entre 711 et 726, Juan Alvarez Salamiellas, un maréchal du XIVe siècle, traduit 96 chapitres sur les connaissances équines des Arabes en espagnol (circa 1500). Aucun manuel de ce siècle n'égale ce travail. En 1492, la reine Isabelle de Castille met fin à la présence musulmane en Espagne. Consciente de l'atout fondamental que revêt le cheval dans l'art de la guerre, elle consacre une partie de son trésor au développement de la médecine équine. En 1500, elle édicte un décret qui met en place la fonction d'Albietares, ce qui signifie médecin équin, et qui régit l'apprentissage de cette profession.

En Angleterre, en 1566, Thomas Blundeville signale que les chevaux n'ont que 16 dents. Selon lui, seules, les 12 incisives et les 4 canines sont accessibles à l'examen facilement. Il ne pousse pas son auscultation assez loin si bien qu'il ne compte pas les 9 molaires des chevaux. Pourtant, mille ans avant lui, Aristote a dénombré correctement le nombre de dents chez les chevaux (44 selon Aristote). Blundeville préconise aussi que les chevaux avec une petite bouche doivent avoir la commissure des lèvres coupée, puis cautérisée, ceci pour éviter les blessures engendrées par les mors. Il préconise l'extraction des canines (Debard, 2013).

D'une façon générale, les découvertes médicales sont peu nombreuses en Europe. Lorsque la valeur des chevaux augmente sous l'impulsion des classes riches, la nécessité d'avoir des animaux en bonne santé s'impose d'elle-même. Au XIIIe siècle, en Italie, l'empereur Frédéric II du Saint-Empire romain germanique confie à Giordano Rosso et Maître Albrant la charge de superviser la médecine équine. Les deux hommes rapportent leurs expériences personnelles et réalisent une synthèse des prescriptions médicinales arabes qu'ils préconisent, dans une série d'ouvrages qui seront en latin pour ceux écrits par Rosso et en allemand pour ceux d'Albrant. Celui-ci s'attache à expliquer comment on détermine l'âge des chevaux par leurs dents et les plantes médicinales à utiliser pour guérir les blessures muqueuses. En l'an 1250, Jordanus Ruffus, chef vétérinaire de Frédéric II du Saint-Empire, écrit son livre intitulé *Médecine équine*. Cet opus détaille avec précision comment inciser la lèvre des chevaux blessés par leur propre morsure, les procédés afin de réaliser une extraction dentaire et les méthodes de falsification de l'âge des animaux par les propriétaires qui ont recours à un meulage des incisives pour cela. Cette pratique se répand massivement partout en Europe. Plus spécifiquement en Angleterre, de nombreux propriétaires peu scrupuleux s'en servent pour augmenter leurs profits (Laignel-Lavastine, 1936-1938-1949).

Voulant réformer l'armée qui n'est alors constituée que de soudards, Jean II le Bon, roi de France, publie, le 30 avril 1351, une ordonnance de dix articles intitulée « Règlement pour les gens de guerre » s'appuyant sur deux piliers fondamentaux pour l'époque : l'argent et l'honneur. Très vite, Jean II constate que des palefreniers lui vendent plusieurs fois les mêmes chevaux. Il ordonne alors que chaque cheval acheté soit marqué à la cuisse et que chacun soit identifié avec précision : la couleur de la robe, les dents, etc. sont alors répertoriés précisément (Deviosse, 1985 ; Riaud, 2011).

Dans *Le Parfait Maréchal* (1664), le Français Jacques de Solleysel rapporte une anecdote similaire. En Allemagne, où la pénurie de chevaux de guerre créait une forte demande de chevaux de cinq ans : « *les Maquignons leur arrachaient les dents de lait dès trois ans, pour obliger la nature à pousser les grosses plus tôt, [...] pour les faire paraitre de l'âge de quatre et cinq ans* ». Un vieux cheval pouvait aussi être rajeuni par des « contremarques » : la dent est creusée au burin, parfois limée, et teintée à l'encre de Chine ou au soufre brûlé, pour imiter l'aspect des tables ovalaires qui disparaissent progressivement entre six et onze ans. La ruse se reconnait aux traces de coups de burin et à l'état de l'émail et du reste de la bouche (Solleysel, 1664). Il y mentionne, dans son manuscrit, les lampas (ou enflure du palais derrière les incisives), les tics de morsure, les surdents et les traitements possibles en cas de bouche blessée (Debard, 2013).

RENAISSANCE

Durant les XVIe, XVIIe et XVIIIe siècles, les soins prodigués aux chevaux sont effectués par les propriétaires, les maréchaux-ferrants ou des dentistes sans aucune formation. Les traitements sont barbares et consécutifs à des superstitions issues de générations passées. En Angleterre plus particulièrement, un écrivain agricole, Anthony Fitzherbert, écrit le *Livre de l'Agriculture* (*The Book of Husbandry*) en 1523. Cet ouvrage phare a ensuite une influence considérable sur les pratiques agricoles anglaises des siècles qui suivront. Il sera à l'origine de superstitions véritables, de nombreuses maladies équines imaginaires, notamment au niveau buccal : les lampas ou les barbes (ou caroncules sublinguales situées de chaque côté du frein de la langue, qui sont l'abouchement des canaux de Wharton reliant les glandes salivaires submandibulaires à la cavité buccale >> responsables à tort des dégoûts du cheval ; elles l'empêcheraient de boire. « *Il faut donc s'en débarrasser* »), ou encore les avives, qu'il qualifie d'inflammation de la glande parotide pouvant empêcher le cheval de boire, voire de respirer (Bordes, 2016). Il préconise d'éliminer ces avives, car elles réduiraient l'espérance de vie des chevaux. Elles étaient « battues ou broyées ». En 1733, La Guérinière continue de procéder à l'ablation des barbes de manière chirurgicale (La Guérinière, 1733). La dent de loup (une prémolaire atrophiée, petite comme une canine, qui pousse juste devant la première prémolaire supérieure, exceptionnellement inférieure entre cinq mois et six ans) n'est pas une anomalie : elle est juste une dent qui ne pousse que chez certains chevaux, qui doit être extraite, car elle est source de douleur pour le cheval lors du port du mors. Or, du Moyen Âge au XIXe siècle, elle est considérée comme responsable de nombreux maux comme la cécité ou la folie, que son ablation permettait de guérir. Malgré l'absence d'élément probant en ce sens, de nombreux écrits recommandent de les enlever. A cette époque les maréchaux-ferrants se servent de marteaux et de burins afin d'éliminer les excroissances dentaires et les arêtes saillantes, qui irritent les muqueuses. Les extractions sont faites avec un long instrument en fer dénommé une clé, sans écarteur de bouche, ce qui engendre de nombreuses fractures de la mandibule, conséquence de la mort des animaux. On commence à dessiner et concevoir des instruments qui permettent les extractions dentaires. La plupart de ces outils (daviers, ciseaux à molaires), seront toujours fabriqués et vendus au XXe siècle (Debard, 2013).

XVIIE – XVIIIE siècles

Une autre pratique barbare consiste à traiter les lampas. Quasiment tous les auteurs préconisent de cautériser la zone avec un fer chauffé au rouge, de laisser le cheval au repos un jour ou deux, et de recommencer l'opération autant de fois que nécessaire. Jacques de Solleysel, en 1664, est le premier à affirmer que ce bourgeonnement est parfaitement sain. Il luttera pour que cette pratique s'arrête. Mais, ce procédé demeure vivace quand William Percivall écrit, en 1823, que le traitement par cautérisation des lampas est « *un stigmate de notre caractère national et une honte pour la science vétérinaire* ». En 1846, William Youatt, un vétérinaire britannique, recommande de ne pratiquer qu'une légère incision, avec une lancette ou un canif, derrière les incisives pour faire disparaître l'inflammation. Mais, confronté à l'ampleur de cette pratique, ce n'est pas chose facile de parvenir à changer de mentalité. Youatt constate par la suite que cette inflammation n'est très souvent que la résultante d'un simple changement d'alimentation, en regardant des chevaux qui passent du pré à l'étable, où ils reçoivent du fourrage sec. Malgré tout, si les vétérinaires de l'époque sont informés que la maladie n'est que physiologique, beaucoup renoncent à l'expliquer aux propriétaires et préfèrent « soigner » les animaux moyennant émoluments. En outre, beaucoup de livres contiennent des inepties, en raison d'erreurs de traduction. Martin Boehme, un vétérinaire militaire allemand, est missionné, en 1718, par Jean Georges de Brandebourg pour créer un enseignement de la science vétérinaire moderne par le biais d'universités adaptées. Il serait de plus l'auteur des premiers dessins de nombreux instruments dentaires vétérinaires dans son livre *Ein nett Buch von bewehrter Ross Artzeneyen* (1696).

Pendant le XVIIIe siècle, la science connaît un essor sans précédent. Les premières académies scientifiques, en Europe et en Amérique du Nord, voient le jour. De grandes avancées médicales se produisent qui, bien évidemment, ont des répercussions sur l'art vétérinaire. En 1762, la première École vétérinaire est créée à Lyon et la seconde, dès 1766, à Alfort, près de Paris, par le même homme Claude Bourgelat et sur décret royal de Louis XV. La création de ces deux écoles a un retentissement dans toute l'Europe. Les maladies équines constituent les principaux centres d'intérêt des vétérinaires et le cheval est au cœur des guerres qui bouleverseront l'Europe lors de la Révolution française et à l'avènement du Premier Empire. Mais, si l'enseignement vétérinaire progresse à grands pas, la dentisterie ne connaît pas un regain d'intérêt. Les maréchaux-ferrants réalisent toujours la majeure partie des soins (https//:fr.wikipedia.org, 2016).

XIXE SIÈCLE

En 1802, Delabere Blaine, aux USA, mentionne avec précision la détermination de l'âge des chevaux à partir de l'usure des dents. Il est le premier à signaler que la disparition des marques sur la face occlusale des incisives des chevaux de 3 à 10 ans n'est pas due à l'apposition d'un émail secondaire, mais bien à l'usure progressive de la dent (Blaine, 1802).

En 1805, le Professeur Havemann, de l'École vétérinaire de Hanovre incise la gencive transversalement à l'apex d'une dent symptomatique, puis la décolle afin de sectionner l'os jusqu'à atteindre la racine de la dent. Il se sert ensuite d'un poinçon en fer pour la sectionner et l'extraire. A l'origine de nombreuses fractures de la mandibule et des dents, cette technique est encore utilisée de nos jours afin d'effectuer certaines extractions. Il recommande aussi l'avulsion de toute dent fistuleuse. En 1834, François-Narcisse Girard publie le *Traité de l'âge du cheval*, aidé par son fils, ancien professeur-directeur de l'Ecole nationale vétérinaire d'Alfort. Girard fournit une étude détaillée des moyens aboutissant à une datation précise de l'âge du cheval par les dents, mais il s'intéresse aussi au mouton, au bœuf, au porc et au chien (Girard, 1834).

La mise au point de nouvelles techniques chirurgicales comme le perfectionnement des extractions dentaires, notamment des molaires, nécessite la mise au point de nouveaux instruments. Saisissant cette opportunité, de nombreuses sociétés se développent sur ce créneau. Arnold & Sons, une compagnie anglaise, crée des râpes dentaires, servant à limer les dents, ainsi que d'autres instruments, dans les années 1820. Les Professeurs Günther père et fils (J. H.Friedrich (1794-1858), Karl (1822-1888)) de l'École vétérinaire d'Hanovre publient, en 1859, *Die Beurtheilungslehre des Pferdes* (*Evaluation de l'apprentissage du cheval*) qui consacre environ 164 pages à la seule dentisterie, avec là aussi un chapitre sur la datation des chevaux par leurs dents. On y trouve la description de 36 instruments qu'ils ont mis au point pour la chirurgie dentaire, un descriptif morphologique de toutes les dents et un écarteur de bouche fonctionnant avec un pas de vis viennent agrémenter cet ouvrage. Un autre enseignant de l'École vétérinaire de Hanovre, le Pr Frick, invente un davier en 1889, qui porte toujours son nom aujourd'hui. Ce dernier comprend des mors ajustables, à manches que l'on peut maintenir bloqués par un pas de vis avec en prime un support de pièce amovible. Ce modèle a été commercialisé de 1889 à 1970 (Laignel-Lavastine, 1936-1938-1949).
Aux États-Unis, avec la guerre de Sécession, la médecine vétérinaire connaît un vrai essor. En 1875, la première École vétérinaire y est fondée. La plupart des vétérinaires en exercice sont des Européens qui ont émigré. En 1850, ils sont 46 vétérinaires en exercice, puis 392 en 1860. L'United States Veterinary Medical Association édite sa revue *The American Veterinary Review* en 1877, qui devient le *Journal of the American Veterinary Medical Association* en 1915, la société ayant changé son nom, en 1898, en American Veterinary Medical Association. Son objectif est clairement fixé : concerner et fédérer aussi bien les vétérinaires américains que canadiens.
Robert Jennings, vétérinaire exerçant à Philadelphie, affirme que les caries dentaires existent chez le cheval en 1865. Il en réalise une classification après avoir colligé et étudié 350 dents avec des atteintes carieuses qu'il classe en fonction de leur localisation. Cette classification fait l'objet d'une publication majeure dans la revue *Comparative Medecine*, en 1883, intitulée « Diseases of

the Horse Teeth ». Dans l'Indiana, T. D. Hinebauch, enseignant à l'Université Lafayette, fait paraître un ouvrage *Veterinary Dental Surgery* (1923) qui a été longtemps une solide référence. Anatomie, pathologie et traitements dentaires sont évoqués. Il est le premier à utiliser les fraises des dentistes exerçant chez l'homme. Il en décrit l'usage sur les dents des chevaux. Il préconise l'emploi d'amalgame et de gutta percha sur des incisives et prémolaires cariées (Debard, 2013).

En 1895, un vétérinaire de Chicago, Herman Haussman, innove avec le premier écarteur de bouche comprenant des mors amovibles adaptés à l'anatomie du cheval. En 1901, Gordon MacPherson, vétérinaire à Toronto au Canada, brevète un écarteur de bouche qui obtient un réglage précis de l'ouverture de la bouche grâce à un cliquet.

Au Royaume-Uni, Edward Mayhew publie *The Illustrated Horse Doctor* en 1866. C'est un ouvrage d'anthologie de 536 pages concernant l'ensemble des maladies touchant les équidés. Vingt pages y sont consacrées aux seules maladies dentaires (Mayhew, 1866).

En 1879, William Clarke publie *Horse Teeth : a treatise on their mode of development, anatomy, microscopy, pathology, and dentistry; comparated with the teeth of many other land and marine animals, both living and extinct; with a vocabulary and copious extracts from works of odontologists and veterinarians*. Un chapitre entier concerne les kystes dentaires et aux dents surnuméraires. Soixante cas de kystes causés par les dents temporaires y sont décrits.

En France, Louis A. Merillat, auteur du populaire *Animaux, art dentaire et les maladies de la bouche* (1908), apporte une contribution majeure et pionnière dans de nombreuses procédures chirurgicales relatives à la cavité buccale. Son livre englobe toute l'odontostomatologie, pour toute espèce, tout en demeurant axé sur la dentisterie équine. Il a classifié les thérapeutiques dentaires en neuf catégories : le meulage et le polissage des pointes d'émail chez le cheval et le bœuf ; l'ablation des saillies osseuses afin de favoriser la mise en place normale des arcades dentaires chez le cheval, le bœuf et le porc ; le traitement des sinusites et rhinites d'origine dentaire ; l'extraction des dents douloureuses chez tous les animaux ; l'ablation des

« tumeurs » dues aux dents chez tous les animaux ; le traitement des stomatites causées par les morsures ou les saillies osseuses ; le traitement des accidents d'éruption, que ce soit des dents temporaires ou permanentes, chez le chien, le chat, le cheval et le bœuf ; la prévention des fausses routes, dues aux irrégularités dentaires chez le cheval ; l'amélioration de la morphologie des incisives chez le cheval afin d'optimiser leur efficacité masticatoire (Laignel-Lavastine, 1936-1938-1949).

De 1900 à 1945

En l'absence de diplôme véritable, la médecine vétérinaire est victime d'un vrai désintérêt. Ainsi, en 1900, 14 écoles vétérinaires ferment leurs portes aux USA. De 1901 à 1930, d'autres ferment, y compris celle d'Etat. Cette hémorragie se poursuit jusqu'à la Grande Guerre. Quatorze écoles privées subsistent malgré tout. En 1921, le pays ne compte plus que trois écoles vétérinaires.

Pourtant, à l'orée du XXe siècle, la médecine vétérinaire connaît un essor fulgurant aux Etats-Unis attesté par un plus grand nombre de publications sur la dentisterie vétérinaire que dans le reste du monde ; la plupart des écoles vétérinaires aux Etats-Unis comptent dans leur rang un professeur de dentisterie vétérinaire ; les catalogues professionnels montrent que les firmes américaines sont bien plus créatives que les européennes ; les vétérinaires américains se sont ainsi autoproclamés experts de la cavité buccale ; les propriétaires de chevaux américains ont constaté que la majeure partie des maladies et des troubles chez les chevaux proviennent de problèmes buccaux, ce qui rend la dentisterie vétérinaire primordiale et indispensable à la connaissance.

En 1931, Sir Franck Colyer publie un livre intitulé *Abnormal Conditions of the Teeth in Their relationship to Similar Conditions in Man* au Royaume-Uni. En 1936, Colyer est l'auteur d'un ouvrage *Variations and Diseases of the Teeth of Animals* considéré comme le fondement de la dentisterie vétérinaire moderne. Cet opus présente plus de mille illustrations et photographies des anomalies dentaires dont la plupart concernent les chevaux (Colyer, 1936).

La mécanisation des moyens de transport réduit considérablement les besoins en chevaux. Les vétérinaires se tournent davantage vers le bétail et les autres animaux de compagnie en délaissant quelque peu les chevaux.

LE DR ERWIN BECKER

Un vétérinaire allemand révolutionne la dentisterie vétérinaire. Le Dr Erwin Becker (1898-1978). Engagé pendant la Première Guerre mondiale, il s'oriente vers la profession de vétérinaire. Becker promeut l'importance d'un examen bucco-dentaire complet et systématique. A cette fin, il a confectionné un plateau d'examen spécial. En 1937, il élabore un écarteur de bouche comportant des plaques de morsure interchangeables et des barres rondes rembourrées prenant appui sur les incisives, et sur les parties édentées de la mâchoire. Son écarteur amélioré rendra de nombreux services à ses confrères, car, muni d'un système de vissage, il facilite l'ouverture buccale de l'animal. Becker fabrique des systèmes mécanisés permettant de limer les arcades dentaires. Tout comme chez l'homme, à ces systèmes mécanisés, il associe un système de refroidissement par eau, ce qui permet de protéger la pulpe dentaire des élévations thermiques très nocives. En 1938, il publie *Zahnbehandlung beim Pferd* (*Les soins dentaires chez les chevaux*). Par ses études, Becker démontre que des chevaux dotés d'arcades dentaires régulières et équilibrées consomment 1,5 kg d'avoine en moins chaque jour que les autres. L'armée allemande économisera ainsi des tonnes d'avoine. En 1943, Becker tourne un film en noir et blanc de 35 minutes, avec les studios de Badelberg. Ce film « Einmal im Jahr » assure l'éloge de sa meule dentaire électrique Equodent. Il constitue un vrai inventaire de la dentisterie vétérinaire du moment. Ayant rejoint l'armée peu avant la Seconde Guerre mondiale, il est affecté au quartier général situé à Salzbury. Il est fait prisonnier par les Américains jusqu'au 16 juin 1945. Captif, il a alors la charge de la formation des élèves vétérinaires officiant dans l'armée américaine. A la fin du conflit, il revient à Berlin, au centre équestre de la cavalerie américaine, où il continue de délivrer son enseignement jusqu'en 1959. Malgré l'apport considérable d'Erwin Becker, la dentisterie vétérinaire connaît un désintéressement conséquent et véritable (Debard, 2013).

De 1945 à nos jours

Peu de choses à signaler dans l'immédiat après-guerre, si ce n'est un regroupement scientifique des savoirs vétérinaires dans différents pays avec la création d'associations nationales (USA (1954) ; Angleterre (1961)) et l'apparition d'une équitation sportive et de loisir.

En 1970, le Professeur Hugo Triadan, dentiste chez l'homme, crée un enseignement de dentisterie vétérinaire au sein de l'école vétérinaire de Berne, en Suisse. Sa formation constitue le pilier fondateur de la dentisterie moderne chez l'animal, car il en a actualisé tous les protocoles de soins qui font encore référence aujourd'hui.

Les performances des chevaux inquiétant leurs propriétaires, la dentisterie vétérinaire connaît dès lors un regain d'intérêt que rien de viendra démentir. Les examens dentaires sont plus détaillés, l'instrumentation rotative plus puissante et performante et les sédatifs plus efficaces. Les publications sur la question s'étendent aux petits mammifères et se multiplient partout dans le monde. Les instruments carbure cèdent la place à une instrumentation acier et la motorisation des pièces à main s'améliore de jour en jour.

La recherche est également florissante : 1979, Gordon Baker de Glasgow soulève le problème des dents de loup, la nécessité de les enlever, car elles suscitent de fortes douleurs au cheval lorsqu'il porte le mors ; 1989, Lary Moriarty étudie les mouvements en latéralité et en relation centrée de la mandibule équine et soulève la question des troubles occlusaux (Debard, 2013). La datation de l'âge des chevaux qui remonte à l'Antiquité, ses buts et moyens, sont contestés par le Dr Wormley en 1993, puis par les Drs Richardson, Cripps et Lane qui ont démontré tout le superstitieux du procédé.

Guadelli (1998) affirme : « Quoiqu'il en soit, si dans la grande majorité de ces travaux, la détermination de l'âge par l'examen de l'usure dentaire occupe une place de choix, dans la plupart des cas, seules les incisives et éventuellement les canines sont étudiées en détail pour la très simple raison que les acheteurs ne

faisaient que boucher les chevaux, c'est-à-dire qu'ils soulevaient les lèvres des animaux pour n'examiner que la dentition antérieure. De plus, seules les incisives inférieures sont prises en compte (les différences d'âge obtenues entre les incisives supérieures et inférieures pouvant aller jusqu'à trois ans pour un même sujet !). » Guadelli (1998) ajoute : « (...) la justesse de la détermination de l'âge des chevaux dépendra de l'expérience de l'examinateur et de sa faculté d'adapter son œil à différents types d'usure. » Déjà, en 1884, Goubaux et Barrier disaient : « (...) les caractères de l'âge ne pourront jamais être formulés en règles absolues. Vouloir ériger sur ce point les principes rigoureux serait faire de la systématisation à outrance, et cela, au mépris de l'observation la plus élémentaire. Nous ne donnerons au lecteur que des indications tout à fait générales, et il devra les interpréter en se disant que l'usure de l'appareil dentaire se traduit plutôt de cette façon qu'une autre. »
Entre 1996 et 1998, des recherches poussées sur l'histologie et l'usure avec le temps des incisives chevalines sont conduites. Depuis Becker en 1938, aucun livre sur la dentisterie chez les chevaux n'était plus paru. C'est chose faite avec l'*Equine dentistry* de Baker et Easley en 1999 (Baker & Easley, 1999). L'imagerie révolutionne la discipline et permet d'appréhender des choses inaccessibles jusqu'alors.
En 1996, l'American Association of Equine Practitionners est créée, bientôt suivie par celle du Canada et de Grande-Bretagne. Ces associations n'ont de cesse de sensibiliser les propriétaires de chevaux à la nécessité d'une prévention bucco-dentaire équine.
En France, tout le monde peut acheter des écarteurs, des râpes ou des daviers et s'autoproclamer dentiste équin, selon un arrêt du 25 avril 1986 de la Cour d'appel de Poitiers. Cette profession n'est aucunement régulée. Toutefois, le 22 juillet 2011, par le décret L.243 du code rural du ministère de l'Agriculture, la profession est bien reconnue, sans que, malgré tout, aucun diplôme ne soit décerné par une école nationale publique. Il existe pourtant deux écoles : l'École varoise de dentisterie équine et l'Institut européen des professions du cheval.
Comme le mentionne l'École varoise de dentisterie sur son site Internet, la formation de « Technicien dentaire équin » est une

formation privée, avec à son terme, la délivrance d'une attestation de formation professionnelle et une remise du titre de « Technicien dentaire équin ». Il n'y a pas, pour le moment d'École nationale en France et donc pas de diplôme. Pour le passer, il faut avoir minimum 18 ans et être titulaire d'un baccalauréat. La formation se déroule sur 18 mois, une semaine par mois (EVDE, 2017).

En Grande-Bretagne, le gouvernement, en 2000, a imposé à la British Equine Veterinary Association de prendre en main la formation des techniciens dentaires, en se fondant sur une loi datant de 1966 intitulée *Veterinary Surgeons Act*. Cette formation encadrée a lieu au Hartpury College exclusivement. Depuis 2006, une quarantaine de personnes portent alors le titre officiel d'Equine Dental Technician, le seul permettant dans ce pays d'exercer comme dentiste équin. Les actes qu'il convient de prodiguer sont référencés par le Veterinary Surgeons Act de 1996. Il semblerait qu'une autre école existe à Brighton.

Aux USA, Dale Jeffrey ouvre une des premières écoles de dentisterie vétérinaire. Après avoir exercé cette profession pendant plus de vingt années, sans être ni vétérinaire, ni dentiste, il fonde, à Glenns Ferry, dans l'Idaho, sa propre école qui deviendra, par la suite, une académie. Il s'autoproclame alors Certified Master Equine Dentist. Depuis 1999, son académie publie le *Horse dentistry & Bitting Journal* [11]. Il existe deux autres écoles du même type sur le sol américain. Une enquête a été effectuée aux Etats-Unis en 2005. Elle révèle que 79 % des vétérinaires commettent des actes de chirurgie dentaire chez leurs patients. 30 % d'entre eux le font plus de 200 fois par an (Debard, 2013).

Aux États-Unis, l'*American Veterinary Dental Society* est créée en 1976 (Easley, 1999). L'*European Veterinary Dental Society* est fondée en 1992, la British Association of Equine Dental Technicians, en 2001 et la *Deutsche Gesellschaft für Tierzahnheilkunde*, en 2004, quant à elle (https//:fr.wikipedia.org, 2016).

CONCLUSION

La dentisterie vétérinaire est une science antique qui connaît une vraie explosion scientifique, intellectuelle et culturelle au XXe

siècle. Ce qui a été ébauché lui offre des perspectives multiples et un avenir serein bien que de nombreuses choses restent à faire et à explorer.
Le parallèle entre la dentisterie humaine et celle pour les animaux est flagrant, mais un siècle d'évolution les sépare. En effet, les premières écoles dentaires ont été fondées, en France, en 1880 et 1884. Le dentiste français obtient un statut véritable avec la Loi Brouardel en 1892, avec obligation de suivre un cursus au sein d'une Faculté de médecine sanctionné à la fin par un examen. La dentisterie vétérinaire suit le même chemin : création des écoles antérieures à la reconnaissance d'une spécialité (2011). C'est ici qu'apparaît LA différence entre les deux : l'une est une profession et l'autre, une spécialité. En effet, le diplôme obtenu par le dentiste sur l'homme confère au praticien le titre de docteur et la capacité d'en faire sa profession au quotidien, une profession reconnue par l'Etat français, et exclusive puisqu'il lui est interdit d'en exercer une autre. Par contre, l'attestation de technicien dentaire équin n'est pas un titre reconnu, tout au plus s'agit-il de la reconnaissance d'une compétence. De fait, des vétérinaires se spécialisent dans ce domaine. Mais, leur nombre demeure insuffisant. La faute, peut-être, à une responsabilité civile identique, à une pression des propriétaires concernant leurs animaux aussi forte, mais à un risque d'accident bien réel plus l'animal est gros. Malgré tout, il est vraisemblable que ce nombre explosera le jour où un diplôme national viendra saluer cette compétence.

Bibliographie :

Baker G J & Easley J. Equine dentistry. Londres : Saunders; 1999.
BIU Santé, Paris, 2017.
Disponible sur: < www.biusante.parisdescartes.fr/> (consulté le 15.03.2017).
Blaine D. The outlines of the Veterinary Art. 2 vol. Londres : Strahan; 1802.
Bordes LJG. Les mutilations sur des animaux domestiques en France, du XVe au XIXe siècle. Thèse de Doctorat Vétérinaire, Alfort. Créteil : Université Paris-Est Créteil Val-de-Marne 2016, 120 p.

Colyer JF. Variations and diseases of the teeth of animals. Londres : J. Bale & Danielsson ; 1936.
Debard C. La dentisterie vétérinaire à travers les âges. Thèse de Doctorat en Chirurgie Dentaire, Lyon : Université Claude Bernard-Lyon I 2013, 50 p.
Deviosse J. Jean le Bon. Paris : Fayard ; 1985.
Ecole varoise de dentisterie équine (EVDE), ecole-dentisterie-equine.com, Dinard, 2017.
Disponible sur : < http://www.ecole-dentisterie-equine.com> (consulté le 29.06.2017).
Easley K. Veterinary Dentistry : its origin and recent history. J. Hist. Dent. 1999 ; 47(2) :83-5.
Giffroy JM. Le chien : un loup domestiqué pour communiquer avec l'homme. Bull. Acad. Vét. France. 2007 ; 160(5) : 343-348.
Girard FN. Traité de l'âge du cheval. 4ème éd. Bruxelles : Chez Le Roux libraire ; 1834.
https//:fr.wikipedia.org, Histoire de la médecine dentaire, **[en ligne]**. 2016, 1-60.
Disponible sur : < https://fr.wikipedia.org/wiki/Histoire_de_la_médecine_dentaire > (consulté le 10.03.2017).
Goubaux A & Barrier G. De l'extérieur du Cheval. Paris : Asselin & Cie ; 1884.
Guadelli JL. Détermination de l'âge des chevaux fossiles et établissement des classes d'âge. Paleo. 1998 ; 10(1) : 87-93.
Jeffrey D. World Wide Equine I. Horse Dentistry: The Theory and Practice of Equine Dental Maintenance. Idaho: World Wide Equine; 1996.
La Guérinière FR. École de cavalerie. Paris : Jacques Collombat ; 1733.
Laignel-Lavastine. Histoire de la médecine générale, de la pharmacie, de l'art dentaire et de l'art vétérinaire. 3 t. Paris: Albin Michel; 1936-1938-1949.
Mayhew E. The Illustrated horse doctor... the various diseases to which the equine race are subjected, together with the latest mode of treatment and all the requisite prescriptions written in plain English. Londres : Allen ; 1866.

Riaud X. Chroniques odontologiques des rois de France et de la dynastie napoléonienne. Paris : L'Harmattan. Coll. Médecine à travers les siècles ; 2011.
Riaud X. Quand la dent mène l'enquête… Paris : L'Harmattan. Coll. Médecine à travers les siècles ; 2008.
Solleysel J. Le Parfait Maréchal. Paris : Gervais Clousier ; 1664.

ADN, dents et maladie
DNA, teeth and disease[7]

Résumé

Une dent est imputrescible et résiste même à un certain degré de carbonisation. Son ADN constitue un élément précieux d'investigations, même des siècles après la mort d'un individu, qui renseigne notamment sur une filiation, une identification, un empoisonnement ou la chronobiologie puisqu'il a été démontré qu'en chaque homme sommeille un homme de Néandertal. Mais, étonnamment, cet ADN dentaire peut rapporter une maladie dont aurait été atteinte une personne des siècles auparavant. De cette façon, les chercheurs ont-ils pu affiner leurs connaissances sur le point d'émergence d'une maladie, son développement et son essor. Ainsi, a-t-on pu déterminer que 30 % des soldats de la Grande Armée faisant retraite lors de la campagne de Russie (1812) seraient morts sans combattre, du typhus véhiculé par les poux. Ainsi, a-t-on mieux compris les mécanismes de prolifération de la grande peste noire à l'époque médiévale (1348-1352). Ainsi, s'est-on rendu compte que le virus de la lèpre n'avait pas muté depuis 1 000 ans, ce qui, aujourd'hui, laisse entrevoir la perspective d'un vaccin produit sur la base d'un gène multiséculaire. Tout cela à partir d'une simple dent...

MOTS-CLÉS : ADN, CHIRURGIE DENTAIRE, ODONTOLOGIE MÉDICO-LÉGALE, DENTS, MALADIE.

---

[7] Académie nationale de chirurgie, Paris, 04 décembre 2019, *« AND, dents et maladies ».*
Riaud Xavier, « ADN, dents et maladies », in *e-mémoires de l'Académie nationale de chirurgie* (à paraître).

Summary
A tooth is rot-resistant and even resists to a certain degree of carbonization. Its DNA constitutes a valuable element in investigations, even centuries after someone dies. For instance, it gives information about a direct line of descent, an identification, a poisoning or chronobiology, since it has been proved that a Neanderthal lies dormant in every man. Surprisingly that dental DNA can reveal a disease that would have affected someone centuries before. To that extent researchers managed to sharpen their knowledge of a disease - how it emerged, how it developed, how it spread. Then it was ascertained that 30 percent of the soldiers of the Great Army who were retreating during the Russian Campaign (1812) had died from the typhus spread by lice, and not in fighting. Moreover the way the Great Black Plague proliferated in the Middle Ages (1348-1352) got better understood. It has also been found out that the leprosy virus has never mutated for 1000 years, which gives hope to the prospect of a vaccine made on a centuries-old gene basis. All that from a simple tooth...
KEYWORDS : DNA, DENTAL SURGERY, FORENSIC DENTISTRY, TEETH, DISEASE.

Introduction
Que ce soit par l'étude de son ADN, qui demeure une technique très onéreuse, ou bien de sa structure minérale, une dent offre des champs d'investigations quasi illimités, pourvu que l'ADN soit intact et exploitable au vu des vestiges anciens retrouvés sur les sites. Une dent est imputrescible et résiste à de très hautes températures (+ de 1000°C). A ce titre, elle constitue un outil médico-légal extraordinaire, une source d'informations qui, si elle est bien exploitée, peut se révéler quasiment intarissable.

Quelles possibilités offre une dent découverte ?

- Par son ADN

. *Origines* : Ötzi est le nom donné à un corps congelé et déshydraté, retrouvé dans les Alpes de l'Ötztal, à la frontière entre l'Italie et l'Autriche, découvert le 19 septembre 1991. Agé d'environ 46 ans, il aurait vécu entre 3 350 et 3 100 av. J.-C. L'étude de son ADN dentaire a permis de déterminer qu'il appartenait à la subdivision K1 de l'haplogroupe européen K, très fréquemment rencontré au sud des Alpes et dans la région de l'Ötztal [1 ; 25].

. *Identification* : En 2005, les recherches archéologiques ont exploré l'autel Sainte-Croix de la cathédrale de Frombork. 13 corps sont retrouvés, dont le crâne et les dents d'un homme septuagénaire. Une équipe de spécialistes venus de l'Institut médico-légal de Cracovie et de l'université suédoise d'Uppsala ont identifié les restes de Copernic, le célèbre astronome. L'étude de son ADN dentaire comparé à celui d'un cheveu issu d'un livre daté de 1518, intitulé *Calendarium Romanum Magnum* de Johannes Stoeffler, un manuel que Copernic a utilisé pendant sa vie, a permis son identification formelle [25].

. *Empoisonnement* : En 2008, au pied de l'église d'Anet, les restes de Diane de Poitiers ont été exhumés. Ainsi, une mandibule édentée intacte, un hémi-maxillaire gauche et une dent ont été recueillis.

La dent (24) a fait l'objet de prélèvements ADN qui ont révélé un taux d'or considérablement plus important que la norme. L'or potable sous forme de solution buvable aurait été utilisé comme élixir de longue vie et de beauté par Diane. Cet or l'aurait lentement intoxiqué et tué [3 ; 4 ; 13].

. *Filiation* : Aujourd'hui, le château de Doorn, dernière résidence de l'empereur Guillaume II, est ouvert aux visites. Dans la table de nuit de la chambre, un petit écrin contient une dent. Avec celle-ci, une filiation illégitime de Guillaume II a pu être écartée. En effet, une artiste peintre arguait de sa soi-disant ascendance impériale. En 1996, un prélèvement ADN est effectué sur les restes de la dame en question. Il est comparé à celui du monarque allemand, obtenu à partir de la dent. Il n'y aucun lien de filiation [15 ; 24].

. *Chronobiologie* : En août 2008, Richard Green de l'institut Max-Planck d'anthropologie évolutive de Leipzig a réussi le premier séquençage de la totalité de l'ADN mitochondrial d'un Homo neanderthalensis, vieux de 38 000 ans. Deux équipes du même institut, l'une dirigée par Svante Pääbo et l'autre par Edward Rubin, parviennent, sur une séquence d'environ un million de nucléotides d'ADN mitochondrial d'origine dentaire de l'homme de Neandertal, en 2010, à conclure qu'en chacun d'entre nous, il y a un peu du génome de l'homme de Neandertal [5 ; 9].

- Par sa structure

. *Température corporelle* : Le California Institute of Technology, plus communément appelé Caltech, est parvenu, à partir d'isotopes en provenance de dents de dinosaures, à déterminer leur température corporelle aussi précisément que si elle avait été recueillie avec un thermomètre rectal. Ainsi, le brachiosaure aurait eu une température de 38,2 °C et le camarasaure, de 35,7 °C [25 ; 26].

. *Origine géographique* : En 2011, une fosse a été exhumée dans le Dorset où étaient enterrés de nombreux corps de Vikings (54 corps et 51 crânes). Ils avaient été tués par les Britanniques locaux. Après examen, les incisives centrales de ces hommes ont été limées. Les chercheurs supposent que ces mutilations tribales avaient pour but d'effrayer leurs ennemis. Toujours est-il qu'après examens isotopiques de ces fameuses dents, leur origine a été confirmée. Il a même été constaté que l'un de ces cadavres provenait du nord du cercle arctique [14].

. *Déterminisme de l'âge* : En 1976 et en 1977, à des fins de réhabilitation de la momie de Ramsès II (1314-1213 av. J.-C.), pharaon égyptien, elle séjourne 8 mois au musée de l'Homme à Paris. Là, elle subit tous les examens médico-légaux possibles. Les dents ne sont pas oubliées. La détermination de l'âge par la méthode de Gustafson donne un âge de décès à 80 ans, plus ou moins cinq ans [17 ; 24].

. *Régime alimentaire* : L'Australopithecus afarensis (4 100 000 ans à 3 000 000 années >> Lucy) vient de l'Afar, au nord de l'Ethiopie. La consommation de feuilles a laissé des traces de polissage sur les incisives. Les nourritures provenant du sous-sol et contenant des éléments abrasifs, comme des grains de poussière ou de roche, ont provoqué la formation de petits cratères dans l'émail des molaires. Les australopithèques de l'Afar consommaient abondamment les parties souterraines des plantes (racines, bulbes, tubercules, rhizomes, oignons), comme d'autres aliments coriaces tels que les légumes et les fruits des arbustes des savanes. A ce propos, les isotopes sont aussi d'une aide fameuse [12 ; 20].

. *Profession* : En mars 2008, la momie d'une femme d'époque copte du musée des Beaux-Arts de Grenoble a subi une étude tomodensitométrique dans la clinique universitaire de radiologie de l'Hôpital A. Michallon. *« Cette marque odonto-légale possède un parallèle dans la statuaire africaine. Le mouvement d'interposition d'une racine est reconnu sur des statuettes en bois de chefs et de devins des ethnies kôngo/vili et kôngo/yombé de la République démocratique du Congo. Par un mouvement de dilacération des fibres de la racine-munkwisa, le jus extrait a des vertus hallucinogènes qui exacerbent les pouvoirs de clairvoyance et de vision. Cette Égyptienne du musée de Grenoble pourrait donc être porteuse, sur son organe dentaire, d'une marque révélatrice d'une activité de clairvoyance. »* [26]

. *Quelques identifications célèbres* : Hatshepsout (c. 1507 av. J.-C.-1458 av. J.-C.), reine égyptienne, à partir d'une dent brisée dans sa bouche et d'un fragment dentaire retrouvé dans un vase canopée à l'effigie de la reine (2007) ; John Wilkes Booth (1838-1865), l'assassin du président américain Abraham Lincoln (1865), à partir de soins en or réalisés 2 jours avant sa mort et identifiés par son dentiste le Dr William Merrill ; Napoléon IV (1856-1879), fils de l'empereur Napoléon III, mort dans une embuscade zouloue en Afrique du Sud (1879), à partir de plombages en or faits et identifiés par son dentiste, le Dr Thomas W. Evans ; Hitler (1889-1945) à partir de témoignages et de radios de la face par le Pr Reidar Sognnaes, doyen de la Faculté dentaire de Harvard, en 1973 [24 ; 25].

Déterminisme des maladies à partir des dents

Voici la liste des bactéries détectables à partir de l'ADN dentaire des corps retrouvés dans les sites archéologiques.

. ADN dentaire ancien (déterminé par la méthode PCR) : Anelloviridae, Yersinia, Salmonella, Rickettsia, Bartonella Mycobacterium.

. ADN dentaire tiré de dents intactes : Actinobacteria, Actinomyces, Bifidobacterium, Brachybacterium, Corynebacterium, Dietzia, Propionibacterium, Rhodococcus, Rothia, Stomatococcus, Bacteroides, Capnocytophaga, Flavobacterium, Porphyromonas, Prevotella, Anaerococcus, Bacillus, Clostridium, Dialister, Enterococcus, Eubacterium,

Filifactor, Gemella, Lachnospiraceae, Lactobacillus, Megasphaera, Micromonas, Mogibacterium, Peptostreptococcus, Pseudoramibacter, Selonomonas, Staphylococcus, Streptococcus, Veillonella, Fusobacterium, Acinetobacter, Burkholderia, Campylobacter, Desulfobulbus, Eikenella, Enterobacter, Neisseria, Wolinella, Treponema, Deferribacteres, Flexistipes, Candida [19].

Voici le détail des microorganismes recueillis dans l'ADN de la pulpe dentaire ancienne retrouvés dans les sites archéologiques en Europe et dans le bassin méditerranéen.

. Anelloviridae à Kaliningrad ;

. Bartonella quintana en France, en Italie du Nord et en Lituanie ;

. Mycobacterium tuberculosis au Liban et en Syrie ;

. Mycobacterium leprae au Liban et en Syrie ;

. Rickettsia prowazeckii en France et en Lituanie ;

. Salmonella enterica serovar Typhi en Grèce ;

. Yersinia pestis en France, en Allemagne, en Italie, en Angleterre et aux Pays-Bas [19].

On peut ainsi réaliser une véritable cartographie historique des maladies, des épidémies.

Voici un bref récapitulatif des études passées des maladies à partir de l'ADN dentaire ancien.

- *Peste* :

. Drancourt (1998) >> Lambesc, Marseille (1590, 1722), Yersinia pestis, 6 dents examinées pour 12 dents recueillies.

. Raoult (2000) >> Montpellier (XIVe siècle), Yersinia pestis, 20 dents examinées pour 23 dents recueillies.

. Drancourt (2004) >> Sens, Dreux, Montpellier (V^{e}-XIVe siècles), Yersinia pestis, 10/19 dents de 7/8 individus.

. Wiechmann & Grupe (2005) >> Aschheim (Allemagne, VIe siècle), Yersinia pestis, 2/6 dents.

. Drancourt (2007) >> Vienne, Martigues, Marseille (VIIe-XVIIIe siècles), Yersinia pestis, 5/36 dents.

. Bianucci (2008) >> France (1590-1722), Yersinia pestis, 10/91 dents de 6/28 individus.

. Bianucci (2009) >> France (XVIe-XVIIIe siècles), Yersinia pestis, 10/14 dents de 4/4 individus.

. Haensch (2010) >> Pays-Bas, France, Angleterre, Allemagne (XIVe-XVIIe siècles), Yersinia pestis, 15/91 dents.

. Tran (2011) >> Venise (Italie, XIVe-XVIe siècles), Bartonella quintana 5/93 dents, Yersinia pestis, 3/85.
. Tran (2011) >> Bondy (XIe-XVe siècles), Bartonella quintana 3/14 dents, Yersinia pestis, 4/14.
. Schuenemann (2011) >> Londres (Angleterre, 1348-1350), Yersinia pestis, 17/46 dents [19].

- *Fièvre des tranchées* :

. Drancourt (2005) >> Roaix, Peyraoutes (2230-1950 av. J.-C.), Bartonella quintana 1/12 dents.
. Raoult (2006) >> Vilnius (Lituanie, 1812), Rickettsia prowazeckii 4/72 dents, Bartonella quintana 7/10 dents.
. Nguyen-Hieu (2010) >> Douai (1710-1712), Bartonella quintana 1/40 dents, Rickettsia prowazeckii 6/55 dents.
. Tran (2011) >> Venise (Italie, XIVe-XVIe siècles), Bartonella quintana 5/93 dents, Yersinia pestis 3/85.
. Tran (2011) >> Bondy (XIe-XVe siècles), Bartonella quintana 3/14 dents, Yersinia pestis 4/14 dents.

- *Typhus* :

. Raoult (2006) >> Vilnius (Lituanie, 1812), Rickettsia prowazeckii 4/72 dents, Bartonella quintana 7/10 dents.
. Nguyen-Hieu (2010) >> Douai (1710-1712), Bartonella quintana 1/40 dents, Rickettsia prowazeckii 6/55 dents.

- *Fièvre typhoïde* :

. Papagrigorakis (2006) >> Athènes (Grèce, 430-426 av. J.-C.), Salmonella enterica serovar Typhi 3/3 dents [19].

- *Tuberculose* :

. Matheson (2009) >> Jérusalem (Israël, Ier siècle), Mycobacterium tuberculosis 3/11 dents, Mycobacterium leprae 1/11 dents.

- *Virus à ADN* :

. Bedarida (2010) >> Kaliningrad (Russie, 1812), Anelloviridae 1/42 dents [19].

Quelques exemples

- La Peste

En 1999, le Yersinia pestis est trouvé dans la pulpe dentaire des victimes de la Grande Peste de 1720 à Marseille. En 2006, le premier individu pestiféré est identifié. Il s’agit de Thomas Craven, un noble anglais protestant, mort en 1636, enterré au cimetière Saint-Maurice, dans le Val-de-Marne. Les prélèvements dentaires sont effectués sur sept sépultures dont celle de Craven. Deux gènes, dont la séquence est spécifique de la bactérie responsable de la peste, Yersinia pestis, ont été amplifiés par la technique PCR (Polymerase Chain Reaction) en présence de témoins négatifs [10].

En 2016, la même chose est réalisée à Londres sur 3 500 corps morts de la peste entre 1665 et 1666. En

2018, la plus ancienne souche de la peste est découverte. Elle serait beaucoup plus âgée. *« C'est dans la pulpe dentaire d'une jeune femme, en Suède (sud), qu'une équipe franco-suédo-danoise a fait cette découverte surprenante* ***: la plus ancienne souche du bacille de la peste Yersinia Pestis, serait vieille d'environ 4900 ans. »*** En 2019, dix sites archéologiques funéraires répartis sur le continent européen, totalisant plus de 400 sépultures, sont analysés. Les dents des squelettes ont été prélevées afin d'en extraire de l'ADN bactérien, ce qui a permis de reconstruire 34 génomes du bacille. La conclusion est sans équivoque : la peste noire de 1346 aurait démarré sur les rives de la Volga, en Russie [6].

- Le typhus

En décembre 1812, la Grande Armée fait retraite sur Vilnius. En automne 2001, une fosse commune contenant des ossements de soldats français par centaine y est exhumée. Les recherches sont confiées au CNRS. Cette équipe a commencé par les fouilles du site, l'étude anthropologique et l'analyse des uniformes. Les prélèvements de terre, de tissus et de dents ont été confiés à l'Unité des Rickettsies et pathogènes émergents du CNRS. L'étude des dents de 35 soldats à partir de la pulpe dentaire a permis de déterminer l'existence de bactéries ayant contaminé leur hôte : Bartonella quintana dans sept corps et Rickettsia prowazekii dans trois autres. Autrement dit, après examens, 30 % des soldats enterrés à Vilnius ont souffert de maladies causées par les poux et en seraient morts. Ces insectes, vecteurs de la maladie du typhus, ont donc joué un rôle prépondérant dans la retraite de Russie. Cette pathologie a été la première cause de mortalité durant cette campagne. Elle a été responsable de 80 % des morts par maladies [22].

De même, un système de détection rapide de sept pathogènes par PCR multiplex en temps réel a été développé et appliqué pour détecter B. quintana et R. prowazekii souche Madrid E génotype B à partir de la pulpe dentaire ancienne des soldats morts à Douai pendant la Guerre de la Succession d'Espagne (1710-1712). C'est la plus ancienne détection de typhus. Cette étude supporte l'hypothèse que le typhus a été introduit en Europe par les soldats espagnols au retour des conquêtes en Amérique [21].

- La lèpre

La maladie a écumé l'Europe au Moyen Âge avant d'en être éradiquée à la fin du XVIe siècle. Elle affecte encore pourtant plus de 220 000 personnes par an dans le monde, le plus souvent dans des zones à la paupérisation très marquée. Des traces ont été retrouvées dans des momies égyptiennes. La première difficulté rencontrée par les archéologues a été de retrouver des sépultures médiévales susceptibles de renfermer des corps de lépreux [8 ; 16 ; 18]. C'est en Europe du Nord, au Royaume-Uni, au Danemark et en Suède qu'ils ont pu exhumer *« différents restes humains (dents, crânes, os) qui se sont avérés porteurs de Mycobacterium leprae. »* Il a fallu extraire *« l'ADN contenu dans les ossements, datant du XIe siècle après J.-C. pour les plus vieux. »* Le séquençage des fragments d'ADN isolés a mis en évidence cinq souches distinctes de bactéries. En comparant le génome de ces bactéries anciennes à celui des souches de la lèpre contemporaine, *« les biologistes ont constaté que le génome de Mycobacterium leprae n'a quasiment pas évolué en plus de neuf siècles. »* La lèpre n'aurait donc pas disparu d'Europe suite à une mutation génétique faisant perdre de sa virulence à la bactérie. Cette maladie aurait été éradiquée, selon toute vraisemblance, grâce à une meilleure résistance de ses hôtes. Ceci a été constaté plus particulièrement en Europe. Apparaît alors la perspective d'un vaccin pour une maladie dont l'agent pathogène n'a pas muté depuis 1000 ans. Également, la réalisation d'une cartographie de la maladie devient envisageable. Elle permet de mieux comprendre et d'appréhender les migrations de populations [27].

« Il apparaît que la lèpre se serait introduite en Asie par deux routes différentes : la première par le sud (Indes, Indonésie et Philippines), l'autre par le nord (Turquie, Iran, Chine, Corée et

Japon). À partir du Proche-Orient, la lèpre s'est introduite en Europe et, de là, en Afrique de l'Ouest. L'Amérique est atteinte avec l'arrivée des premiers Européens et le commerce des esclaves (Caraïbes et Brésil) »
« Les données les plus anciennes remontent à 4 000 ans et ont été découvertes en Inde, mais sur lésions osseuses uniquement. Des lésions caractéristiques de la lèpre ont été constatées sur des squelettes en Égypte ptolémaïque et en Angleterre, à l'époque romaine. En Europe médiévale, la lèpre est objectivable principalement dans les cimetières des léproseries, notamment en Angleterre, au Danemark, en Croatie et en Hongrie. » [8 ; 16 ; 18]

- La syphilis

Les recherches archéologiques ont démontré que la syphilis a existé en Europe, dès l'Antiquité. Les mêmes recherches démontrent qu'on la retrouve dans la ville grecque de Métaponte, en Italie, au VIe siècle av. J.-C. A Pompéi, des dents ont été découvertes, qui présentent des cannelures, ce qui constitue une déformation caractéristique d'enfants infectés durant la grossesse par leur mère atteinte de la maladie. La preuve la plus marquante d'une forme de syphilis dans l'Europe médiévale a été trouvée lors des fouilles d'un monastère augustinien datant des XIIIe et XIVe siècles dans le port de Kingston-upon-Hull, au nord-est de l'Angleterre, avec 2/3 des squelettes présentant des déformations osseuses typiques du troisième stade de la maladie [7 ; 11 ; 23].
Chez les Amérindiens, de fréquentes lésions osseuses apparemment syphilitiques ont été constatées depuis les périodes précolombiennes sur les dépouilles exhumées. La syphilis vénérienne serait apparue en Amérique, *« après la conquête, amenée par les Européens et peut-être par les esclaves noirs arrachés à l'Afrique équatoriale »*. Les marins espagnols de Christophe Colomb, participant à une campagne militaire organisée par Charles VIII, auraient amené cette maladie à Naples en 1494 [7 ; 11 ; 23 ; 27].

Conclusion

Cet exposé est un bilan des découvertes actuelles. Il n'y avait aucun intérêt ici à s'intéresser aux techniques paléomicrobiologiques d'exploitation de l'ADN pulpaire (PCR). Evidemment, ce travail est non exhaustif. Les possibilités d'investigations sont considérables. Cette science est en devenir. N'oublions pas qu'un organe dentaire est imputrescible. En effet, la non-mutation de l'agent pathogène de la lèpre depuis 1000 ans, par exemple, autorise de vraies réflexions autour de la possibilité de la création d'un vaccin à partir d'un gène multiséculaire. Ces recherches demandent par conséquent des budgets colossaux. Mais, leurs retombées scientifiques et historiques sont imprévisibles et définitivement passionnantes.

Références :

1- Aquaron Michèle, « Dernières nouvelles d'Ötzi, l'homme des glaces », www.hominides.com, 2008.

2- Brun J.-P., Dutour O., Pàlfi G., « L'Antiquité des tréponématoses dans l'Ancien Monde : évidences historiques, archéologiques et paléopathologiques », Société d'anthropologie de Paris, 1998.

3- Charlier Ph., Georges P., Huynh-Charlier I., Carlier R. & Poupon J., « Royales dentures. Paléodontologie et pathographie », Actes de la SFHAD, Paris, 2009 : 43-46.

4- Charlier Ph., Huynh-Charlier I. & Carlier R., « Apport de la radiologie en paléopathologie en particulier dans les maladies infectieuses », Comité de lecture de la Société Française d'Histoire de la Médecine du 13 juin 2009, Paris.

5- Defrance Christophe, « Séquençage complet de l'ADN mitochondrial d'un Homme de Néandertal », Les Homininés, hominines.portail-svt.com, 2008.

6- Faivre Agnès, « La découverte d'un bacille de la peste datant de 4 900 ans interroge sur le déclin des populations à la fin du Néolithique et sur l'histoire des migrations en Europe », www.franceinter.fr, 25/12/2018.

7- Fomaciari G., Naccarato A. G., Fabbri P. F. & Mallegni F. « Un cas de tréponématose diffuse du squelette au Bas Moyen Âge en Italie Méridionale. » In Dutour O., Pàlfi G., Bérato J., Brun J.-P., *L'origine de la syphilis en Europe : avant ou après 1493 ?*, Errance (éd.), Paris, 1994, pp. 211-214.

8- Gardier Stéphany, « L'ADN pour percer les secrets de la lèpre », www.letemps.ch, 13 juin 2013.

9- Green Richard et al., « A draft sequence of the Neandertal genome », Science, 2010 ; 328 (5979): 710-722.

10- Hadjouis D., Vu L. D., Aboudharam G., Drancourt Michel & Andrieux P., « Présence de la peste (*Yersinia pestis*) dans le cimetière protestant de Saint-Maurice au XVIIe siècle (Val-de-Marne, France). Archéologie et microbiologie », Paleobios, 2006 ; 14.

11- Harper K. N., Ocampo P. S., Steiner B. M. & George R. W., « On the Origin of the Treponemato-ses : A Phylogenetic Approach », PLOS Neglected Tropical Diseases, 15 janvier 2008 ; 2(1).

12- Heim Jean-Louis & Granat Jean, « Les dents humaines : origine, morphologie, évolution », in *La Paléo-odontologie, analyses et méthodes d'étude*, œuvre collective, Artcom (éd.), Paris, 2001.

13- Hofstein Cyril, « C'est l'or qui a tué Diane de Poitiers », www.lefigaro.fr, 24/04/2009 : 1.

14- Kennedy Maev, « Incisor raiding : Viking marauders had pattern filled into their teeth », The Guardian, 04/07/2011.

15- Lamendin Henri, *Anecdodontes*, Aventis (éd.), Paris, 2002.

16- Mendum, « M. leprae genomes from a British medieval leprosy hospital », B. M. C. Genomics, 2014 ; 15.

17- Monier Thibault, « Retour sur l'étude paléopathologique de la momie de Ramsès II au Muséum d'Histoire Naturelle (Paris) : 1976-1977 », Actes du 1er Colloque international de Pathographie 2005, De Boccard (éd.), Paris, 2006 : 151-157.

18- Monot M., « Comparative genomic and phylogeographic analysis of M. leprae », Nature genetics, Déc. 2009 ; 12 : 1282-1288.

19- Nguyen Tung Hieu, *Détection de microorganismes à partir de la pulpe dentaire*, Thèse Doct. Univ., Marseille, 2012.

20- Picq Pascal, *Les origines de l'Homme ; l'odyssée de l'espèce*, Tallandier (éd.), Paris, 1999.

21- Plos One, « La preuve par la bouche », Le Point, 31/10/2013, n° 2146, p. 26.

22- Raoult Didier, « Les soldats de Napoléon battus par les poux : la biologie réécrit l'histoire », http://www.futura-sciences.com, 2001-2010, pp. 1-6.

23- Rasmussen K. L., Boldsen J. L., Kristensen H. K., Skytte L., Hansen K. L., Mølholm L., Grootes P. M., Nadeau M.-J., Eriksen K. M. F., « Mercury levels in Danish Medieval human bones », J. Archaeological Science, août 2006 ; 35(8) : 2295-2306.

24- Riaud Xavier, *Les dentistes détectives de l'histoire*, L'Harmattan (éd.), Coll. Médecine à travers les siècles, Paris, 2007.

25- Riaud Xavier, *Quand la dent mène l'enquête…*, L'Harmattan (éd.), Coll. Médecine à travers les siècles, Paris, 2008.

26- Riaud Xavier & Janot Francis, *Odontologie médico-légale : entre histoire et archéologie*, L'Harmattan (éd.), Coll. Médecine à travers les siècles, Paris, 2010.

27- Riaud Xavier, *ADN, dents et maladies*, L'Harmattan (éd.), Coll. Médecine à travers les siècles, Paris, 2019.

Football et dents[8]

Le British Journal of Sports Medicine a publié une étude en 2015 sur les dents de 187 joueurs professionnels de football, tous jouant en Premier League. Plus de 20 % ont leur carrière polluée par des problèmes dentaires. 37 % auraient des caries, dans certains cas assez graves pour affecter leurs performances. Un sur 20 souffre de maladies des gencives irréversibles.
L'entraîneur de Wolfsburg en fonction (2017), Martin Schmidt, impose à ses joueurs de se brosser les dents après chaque match, après chaque entraînement. Selon lui, *« l'excellence sportive passe aussi par une bonne hygiène bucco-dentaire. »* Le campus du Real Madrid prévoit chaque jour, en ouverture de programme à 8h00 du matin, un temps « hygiène dentaire ».
Aly Cissokho est un international français. Il joue au FC Porto en 2009. Le 14 juin 2009, le Milan AC fait une offre de 15 millions d'euros (offre acceptée par Porto), mais annule par la suite le transfert. Motif officiel : un problème de dentition révélé lors de la visite médicale, pouvant avoir un effet sur la posture du joueur et pouvant causer des pubalgies récurrentes. En 2013, le transfert de Marquinhos au PSG a failli être annulé pour des infections dentaires. La visite médicale à La Pitié-Salpêtrière se passe mal. Le joueur doit passer des examens complémentaires à l'hôpital américain de Neuilly. Le transfert est finalement validé. A Cristiano Ronaldo, il manque une 12. Un traitement orthodontique est mis en place à la demande de Sir Alex Ferguson, alors qu'il vient d'arriver à Manchester United, en 2003. Une prothèse est venue remplacer la dent. Si CR7 accepte

---

[8] Petit extrait d'un article en cours de publication pour l'Académie nationale de chirurgie dentaire.
Riaud Xavier, « Les dents du foot », in *Solutions cabinet dentaire*, n°8, septembre 2018, p. 110.

mal cette période difficile, il assume beaucoup plus le protège-dents qu'il porte à chaque match aujourd'hui. En 2016, dans une interview à *Marca*, CR7 confie que c'est *« sa nouvelle arme secrète »*. *« Son appareil lui donnant un meilleur équilibre général améliore son rendement sur le terrain »*. En 2011, l'international belge Steven Delfour affirme la même chose : *« Quand j'ai passé les tests médicaux à Porto, on m'a obligé à en adopter 1. Il a changé ma vie. Je n'ai plus la moindre blessure et je me sens physiquement beaucoup mieux. Il sert à replacer la mâchoire en l'alignant avec le crâne, le cerveau et le thorax. »* En 2013, Ronaldinho est opéré des gencives et des dents, ses dents partant en avant. Il fait poser des facettes en porcelaine. Patrick Battiston perd 3 dents dans son choc avec Schumacher en demi-finale du mondial 1982, à Séville, perdue par la France contre l'Allemagne. En avril 2017, lors du Clasico, Messi prend un coup de coude de Marcelo. L'Argentin joue avec 1 compresse entre les dents toute la 1ère mi-temps. En 2010, Messi casse involontairement 2 dents à Maicon, défenseur de l'Inter de Milan, en demi-finale de la Ligue des Champions. Sorti du terrain, Maicon subit aussitôt 1 intervention chirurgicale pour reconstituer ses dents perdues. Diego Godin de l'Atletico Madrid perd 3 dents dans son choc avec le gardien de but de Valence en février 2018. Le 22 mars 2010, Messi est incertain en raison de problèmes dentaires pour le match de Liga contre le Real Zaragoza. Finalement titulaire, il marque 3 buts. Au mondial 2014, Suarez, l'Uruguayen, mord Chiellini, l'Italien. Il laisse son empreinte dentaire dans son épaule. Suarez sera vu se tenant les dents pour contrôler que tout est ok. La sanction tombe : il est exclu du mondial. C'est la 3ème fois qu'il mord un adversaire. Florent Malouda, alors à Chelsea, déclare avoir retrouvé la forme après l'extraction de ses dents de sagesse, en 2009. *« J'ai trouvé la cause de mes problèmes physiques : mes dents de sagesse. Je m'en suis occupé et depuis ça va mieux. Aujourd'hui, j'ai de très bonnes sensations. »* Robin van Persie connaît le même problème en 2009 qu'il résout par leur avulsion. Le défenseur du SC Heerenveen, Gouweleeuw, en 2011, manque plusieurs matchs à cause d'elles. En 2015, Kevin Trapp est appelé pour la 1ère fois en sélection parce que Marc André Ter Stegen, le gardien titulaire, souffre de problèmes dentaires. En mai 2012, Nasri manque 1 entraînement de l'équipe de France parce qu'il a rendez-vous chez un dentiste. Didier Deschamps, son sélectionneur, dispose d'un dentiste personnel payé par la FFF la somme de 10000 euros/mois. Ce dernier l'accompagne partout. En 2008, Iker Casillas remporte le prix du meilleur sourire, accordé par le musée de l'art dentaire et de la stomatologie avec la participation du Conseil d'Espagne et de la Fondation espagnole dentaire.

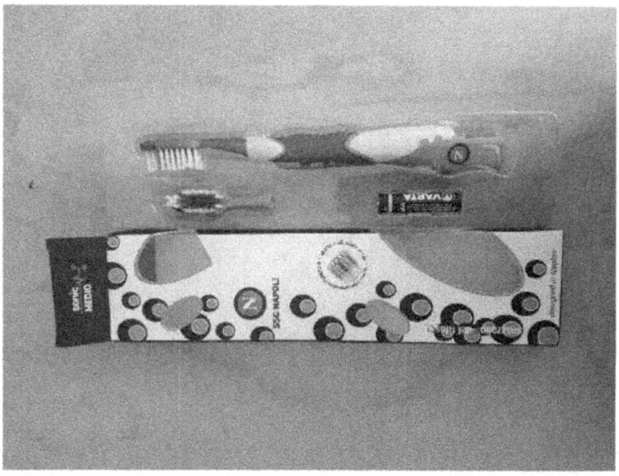

Brosse à dents rotative officielle du SSC Napoli
(© Xavier Riaud, 2019).

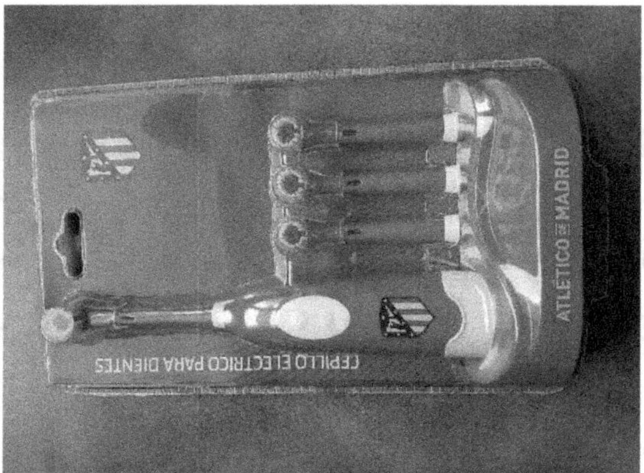

Brosse à dents rotative officielle de l'Atlético de Madrid
(© Xavier Riaud, 2019).

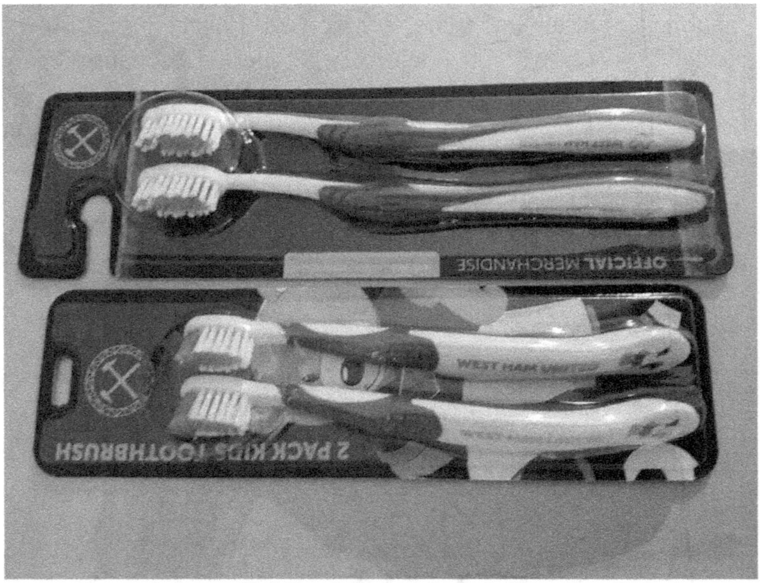

Brosse à dents officielle adulte et enfants de West Ham United
(© Xavier Riaud, 2019).

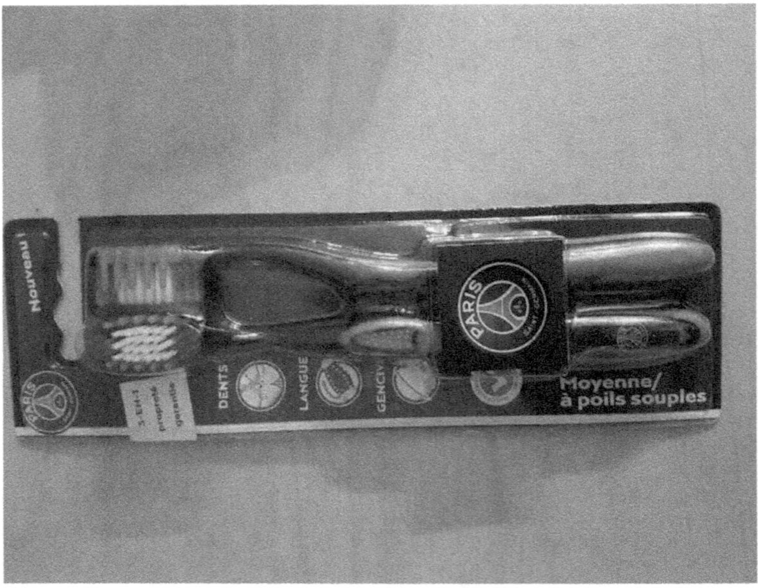

Brosse à dents officielle du Paris Saint-Germain F. C.
(© Xavier Riaud, 2019).

Remerciements

Il m'est essentiel de remercier mes mentors, les professeurs Simon Bérénholc et François Resche, le regretté Dr Henri Lamendin qui nous a quittés et M. Thierry Feral à qui je dois tant et tant. Sans oublier, tous ceux qui me soutiennent au quotidien dans mes travaux, voire qui y participent.
Je tiens à dire merci aux Académies médicales, qui m'ont permis d'incorporer leur rang, pour leur amitié et leur confiance. Académie nationale de chirurgie dentaire, Académie nationale de chirurgie, Académie Vétérinaire de France, soyez remerciées de votre bienveillance à mon encontre.
Je ne peux terminer sans dire tout l'amour que je porte à ma femme et à mes trois enfants qui illuminent ma vie comme autant de soleils.

Table des matières

Structures éditoriales du groupe L'Harmattan

L'Harmattan Italie
Via degli Artisti, 15
10124 Torino
harmattan.italia@gmail.com

L'Harmattan Hongrie
Kossuth l. u. 14-16.
1053 Budapest
harmattan@harmattan.hu

L'Harmattan Sénégal
10 VDN en face Mermoz
BP 45034 Dakar-Fann
senharmattan@gmail.com

L'Harmattan Cameroun
TSINGA/FECAFOOT
BP 11486 Yaoundé
inkoukam@gmail.com

L'Harmattan Burkina Faso
Achille Somé – tengnule@hotmail.fr

L'Harmattan Guinée
Almamya, rue KA 028 OKB Agency
BP 3470 Conakry
harmattanguinee@yahoo.fr

L'Harmattan RDC
185, avenue Nyangwe
Commune de Lingwala – Kinshasa
matangilamusadila@yahoo.fr

L'Harmattan Congo
67, boulevard Denis-Sassou-N'Guesso
BP 2874 Brazzaville
harmattan.congo@yahoo.fr

L'Harmattan Mali
Sirakoro-Meguetana V31
Bamako
syllaka@yahoo.fr

L'Harmattan Togo
Djidjole – Lomé
Maison Amela
face EPP BATOME
ddamela@aol.com

L'Harmattan Côte d'Ivoire
Résidence Karl – Cité des Arts
Abidjan-Cocody
03 BP 1588 Abidjan
espace_harmattan.ci@hotmail.fr

L'Harmattan Algérie
22, rue Moulay-Mohamed
31000 Oran
info2@harmattan-algerie.com

L'Harmattan Maroc
5, rue Ferrane-Kouicha, Talaâ-Elkbira
Chrableyine, Fès-Médine
30000 Fès
harmattan.maroc@gmail.com

Nos librairies en France

Librairie internationale
16, rue des Écoles – 75005 Paris
librairie.internationale@harmattan.fr
01 40 46 79 11
www.librairieharmattan.com

Lib. sciences humaines & histoire
21, rue des Écoles – 75005 Paris
librairie.sh@harmattan.fr
01 46 34 13 71
www.librairieharmattansh.com

Librairie l'Espace Harmattan
21 bis, rue des Écoles – 75005 Paris
librairie.espace@harmattan.fr
01 43 29 49 42

Lib. Méditerranée & Moyen-Orient
7, rue des Carmes – 75005 Paris
librairie.mediterranee@harmattan.fr
01 43 29 71 15

Librairie Le Lucernaire
53, rue Notre-Dame-des-Champs – 75006 Paris
librairie@lucernaire.fr
01 42 22 67 13

www.ingramcontent.com/pod-product-compliance
Lightning Source LLC
LaVergne TN
LVHW051358061026
849535LV00009B/3243
9782343200538